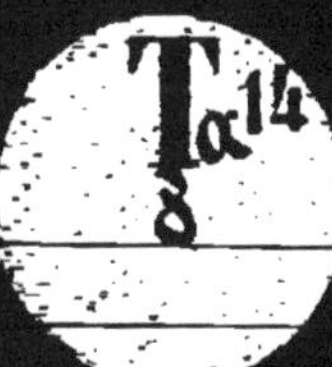
Ta14
8

ÉTUDES

D'ANATOMIE PHILOSOPHIQUE

SUR LA MAIN ET LE PIED DE L'HOMME

ET SUR LES EXTRÉMITÉS DES MAMMIFÈRES, RAMENÉES AU TYPE PENTADACTYLE.

ÉTUDES
D'ANATOMIE PHILOSOPHIQUE

SUR

LA MAIN ET LE PIED DE L'HOMME

ET

SUR LES EXTRÉMITÉS DES MAMMIFÈRES,

RAMENÉES AU TYPE PENTADACTYLE,

Par les Professeurs

N. JOLY ET A. LAVOCAT,

Membres de l'Académie impériale des Sciences de Toulouse, etc.

TOULOUSE,

IMPRIMERIE DE A. CHAUVIN ET COMPe,

RUE MIREPOIX, 3.

1853.

ÉTUDES
D'ANATOMIE PHILOSOPHIQUE

SUR

LA MAIN ET LE PIED DE L'HOMME

ET SUR LES EXTRÉMITÉS DES MAMMIFÈRES, RAMENÉES AU TYPE PENTADACTYLE (1).

---

§ I. — Considérations générales.

« Les lois, dans la signification la plus étendue, a dit Montes- » quieu, sont les rapports nécessaires qui dérivent de la nature » des choses (2). »

Les lois, a-t-on dit encore, *sont l'expression la plus générale des faits.* Or, deux sortes de lois régissent l'organisation animale. Les unes ont reçu le nom de *lois d'harmonie*, les autres sont appelées *lois d'analogie.* Les premières tendent à la conservation de l'individu et de l'espèce, établissent des rapports nécessaires entre les organes d'un même être, ou bien entre cet être, les autres créatures et le monde extérieur.

Les *lois d'analogie* tendent moins évidemment au même but; mais elles rappellent cette tendance de la nature à se répéter dans ses œuvres, pourtant si variées et toujours si admirables; elles sont, d'après nous, la démonstration la plus claire de l'unité de pensée qui a présidé à la création des animaux actuels ou éteints.

Généralement admises, parce qu'elles frappent tous les yeux par leur évidence, *les lois d'harmonie*, que l'on pourrait aussi appeler

(1) Mémoire présenté à l'Institut de France, dans la séance du 20 septembre 1852. *Commissaires* : MM. I. Geoffroy Saint-Hilaire et Duvernoy.

(2) Montesquieu, *Esprit des Lois*, liv. 1, chap. 1.

lois de destination physiologique, n'offrent, dans leur application, que des difficultés relatives à la manière d'interpréter les faits particuliers qu'elles résument. Les lois *d'analogie*, au contraire, exigent le plus souvent, pour être aperçues, une étude attentive, une connaissance approfondie de l'organisation, des comparaisons fréquentes entre des termes quelquefois très-éloignés, entre des objets en apparence fort dissemblables, et, par-dessus tout, de la sagacité et un certain esprit de généralisation, qu'on appelle le génie lorsqu'il est porté au point où le possédaient les maîtres fameux qui nous ont ouvert ces voies fécondes (1).

Ne semble-t-il pas, par exemple, y avoir une sorte de témérité à vouloir identifier, quant aux éléments qui les composent, la main de l'homme, le pied d'un cheval, l'aile d'un oiseau et les nageoires d'un poisson ?

Et puis, quel sera le fil conducteur qui devra nous servir de guide dans ces rapprochements si hardis, on dirait presque si forcés ?

Est-ce la *fonction?* « Non, dit M. Isidore Geoffroy Saint-Hilaire, car tous les anatomistes savent, d'une part, que les mêmes organes peuvent remplir des fonctions très-différentes, et de l'autre, que des organes très-différents remplissent la même fonction. C'est ainsi que les appendices latéraux des *articulés* se montrent tour à tour organes locomoteurs, masticateurs, respiratoires, et aussi organes rudimentaires et sans fonction. Par contre, la respiration, selon les espèces, s'exerce par des poumons, par des branchies, par des trachées, par la peau elle-même, modifiée de mille manières.

» Est-ce la *forme?* est-ce la *structure?* Mais l'une et l'autre varient avec la fonction, et même c'est parce qu'elles varient, et comme elles varient, que varie la fonction.

» Est-ce la *grandeur?* est-ce la *couleur?* Leurs modifications, même en ne comparant que des espèces voisines, sont innombrables.

» Reste la *position relative*, la dépendance mutuelle des organes

(1) Pour le développement de ces idées, que nous ne faisons qu'indiquer ici, voyez la savante analyse des *Leçons de Zoologie générale* de M. Isidore Geoffroy Saint-Hilaire, par M. Alphonse Blanc, pag. 5-50. Paris, 1848.

entre eux. Etienne Geoffroy Saint-Hilaire démontre sa fixité ; et, dans sa *Philosophie anatomique*, comme dans ses *Mémoires* de 1806, il arrive à cette conclusion : *Un organe est plutôt anéanti que transposé.*

» Le *principe des connexions* sera donc, comme il le dit lui-même, sa boussole (1), et c'est, guidé par lui, qu'il pourra, à travers toutes les métamorphoses que subit chaque organe dans la série animale, le suivre, le reconnaître sans hésitation, et le montrer, au fond, identique à lui-même sous les apparences les plus diverses.

» Le *principe des connexions* une fois établi, un autre progrès en découlait nécessairement : la *considération des organes rudimentaires.* Quelle place leur étude tenait-elle jusqu'alors dans la science? L'anatomie comparée, jusqu'alors essentiellement physiologique, pouvait-elle attacher quelque intérêt à des organes qui ne remplissent aucune fonction dans l'économie? On les négligeait donc ; c'est tout au plus si l'on daignait les mentionner, et même les conserver dans les Musées (2). Geoffroy Saint-Hilaire les restitua à la science.

» D'une part, il sentait le besoin de solutions rigoureuses : or, peut-il en être si l'on néglige une partie des éléments du problème? De l'autre, faisant abstraction, dans la détermination des organes, et de leur grandeur, et de leurs fonctions, et s'attachant à leurs connexions, comment n'eût-il pas fait entrer en ligne de compte des parties qui, pour être très-petites et sans fonctions, n'en ont pas moins leurs rapports déterminés et constants de position? Geoffroy Saint-Hilaire devait donc les étudier, et il les étudia avec le même soin que tous les autres. De là, la découverte d'un second principe presque aussi important que le principe lui-même des connexions. Au défaut d'un organe, on retrouve souvent les éléments réduits à l'état rudimentaire et diversement groupés selon leurs *affinités électives*. En d'autres termes, les matériaux des orga-

(1) *Philosophie anatomique*, tom. Ier, pag. 38.

(2) Avant les travaux de M. E. Geoffroy Saint-Hilaire, les os rudimentaires (par exemple, les clavicules d'un grand nombre de mammifères) étaient le plus souvent *jetés comme inutiles*, même dans le laboratoire d'anatomie comparée du Muséum. Un grand nombre de squelettes de la collection ont été ainsi rendus incomplets, et le sont encore.

Note de M. Is. Geoffroy Saint-Hilaire.

nes survivent en quelque sorte aux organes eux-mêmes, et où ceux-ci cessent d'exister l'analogie ne cesse pas encore.

» Un troisième principe, celui du *balancement des organes*, vient après celui-ci dans la *Philosophie anatomique*, et complète la *Théorie des analogues*.

« Un organe normal ou pathologique, dit Geoffroy Saint-Hilaire, » n'acquiert jamais une prospérité extraordinaire, qu'un autre de son » système ou de ses relations n'en souffre dans une même raison. » Ainsi, une augmentation, un excès sur un point, suppose une » diminution sur un autre, et, comme le dit Goëthe, le budget de » la Nature étant fixe, une *somme* trop considérable affectée à une » dépense, exige ailleurs une économie (1). »

A Etienne Geoffroy Saint-Hilaire était donc réservé l'honneur d'établir les véritables fondements d'une méthode de comparaison réellement scientifique. Grâce à son génie, aujourd'hui cette méthode existe, et nous n'avons plus qu'à la suivre pour arriver au but que nous nous proposons d'atteindre. C'est en nous basant sur ces trois principes si féconds, qui constituent la *théorie des analogues*; c'est en nous appuyant sur la loi des *affinités électives*, en vertu de laquelle les éléments de l'organisation tendent à s'unir, que nous pourrons, nous l'espérons du moins, faire passer dans l'esprit du lecteur la conviction qui nous anime en ce qui concerne le nombre des éléments qui entrent dans la composition des extrémités de l'homme et des mammifères, et le nombre des doigts dont ces extrémités sont pourvues.

Dans ce travail, qui ne sera, comme on voit, qu'une nouvelle confirmation de la vérité des principes qui viennent d'être rappelés, nous voulons prouver que, malgré les formes si variées que prennent la main et le pied, considérés dans l'ensemble des mammifères, malgré les usages si divers auxquels ils sont affectés, ces deux extrémités sont néanmoins construites sur un même plan, et peuvent être ramenées au même type : la *pentadactylie* (2).

(1) *Vie, travaux et doctrine scientifique d'Etienne Geoffroy Saint-Hilaire*, par son fils M. Isidore Geoffroy Saint-Hilaire, pag. 212 et suivantes. Paris, 1847.

(2) L'embryogénie vient à l'appui de cette idée. En effet, d'après le professeur Agassiz, « c'est un fait remarquable que la ressemblance ou plutôt l'identité

Pour arriver à cette démonstration, nous nous livrerons d'abord à une nouvelle étude de la charpente osseuse de la main et du pied de l'homme, et après avoir établi, contrairement à l'opinion partout dominante, qu'il y a réellement, non pas *huit*, mais bien *dix os carpiens*, nous prouverons facilement qu'il existe aussi *dix os tarsiens*. Cette structure des extrémités de l'homme une fois démontrée et admise, nous chercherons à faire voir qu'elle se retrouve, au moins *virtuellement*, chez tous les mammifères.

§ II. — Étude de la main humaine.

Avant de commencer l'étude du squelette de la main humaine, nous sommes forcés de déroger à l'habitude qui consiste à examiner cette extrémité dans l'état de supination. Pourquoi, d'ailleurs, a-t-on adopté cette position qui n'était pas indispensable? Bien plus, nous disons qu'elle est contraire à ce qui existe dans l'immense majorité des mammifères, et même chez l'enfant lorsqu'il commence à marcher *more quadrupedum*. Cette position forcée produit en outre de graves inconvénients pour l'anatomie comparée. En effet, ce qui est antérieur dans les mammifères est postérieur dans l'homme; ce qui est externe ici, est interne là, etc. C'est donc pour éviter cette confusion que, dans les comparaisons qui vont suivre, la main de l'homme sera considérée en état de pronation, par la simple rotation du radius, comme dans les quadrupèdes.

de forme et de structure des extrémités antérieures et postérieures à leur origine, quelles que doivent être leurs différences à l'état adulte. Il n'y a, par exemple, pas la moindre différence entre les extrémités postérieures et antérieures des chauves-souris pendant les premières périodes de leur développement. L'aile se présente alors sous la forme d'un membre très-court, terminé par une palette plate et palmée de forme semi-circulaire, identique par sa grandeur et son apparence avec l'extrémité postérieure, et ne différant sous aucun rapport de l'apparence du pied ou de la main des jeunes embryons humains, ou de celle des chats, des chiens, des écureuils, des lièvres, des lapins, des cochons, et ayant les mêmes analogies avec les extrémités des oiseaux, chez lesquels les jambes et les ailes sont identiques pendant les premières phases de leur développement. » (Voy. *Bibliothèque universelle de Genève*, novembre 1850, p. 194.)

De cette disposition ainsi ramenée à l'unité, il résulte :

1° Que la face *dorsale* de la main est *antérieure*, et que la face *palmaire* est *postérieure* ;

2° Que les doigts, au lieu d'être comptés du pouce à l'auriculaire, c'est-à-dire, de dedans en dehors, doivent être énumérés de dehors en dedans, et qu'ainsi les termes de 1er, 2e, 3e, 4e et 5e, indiquent l'*auriculaire*, l'*annulaire*, le *médius*, l'*index* et le *pouce* ;

3° Qu'il en est de même pour les os du métacarpe ;

4° Que les os du carpe, au lieu d'être étudiés dans l'ordre accoutumé, doivent être examinés de dehors en dedans.

Cela posé, voyons quel sera le nombre des éléments osseux qui entrent ou peuvent entrer dans la composition de la main.

Archétype de la main.

Selon nous, la main de l'homme se compose de 30 os, distribués ainsi qu'il suit :

10 pour le carpe, 5 à chaque rangée.	10
5 pour l'unique rangée du métacarpe.	5
15 pour les cinq doigts, 3 pour chacun d'eux. .	15
Total.	30

Mais, dira-t-on, il ne suffit pas d'affirmer, il faut surtout prouver. Or, ici les preuves surabondent, et nous n'avons réellement que l'embarras du choix. Les unes nous sont fournies par l'observation directe, les autres par l'analogie et le raisonnement. D'ailleurs, nous n'avons rien à prouver relativement au nombre des doigts, ni à celui des os métacarpiens : sur ce point tous les anatomistes sont parfaitement d'accord ; mais aucun d'eux, que nous sachions du moins, ne paraît s'être posé les questions suivantes.

Quels sont les éléments qui entrent ou peuvent entrer dans la composition d'un doigt de mammifère ? Quel est le nombre normal des phalanges ? Les pièces du carpe ont-elles ou n'ont-elles pas des rapports numériques exacts, et des rapports de connexion nécessaires avec les doigts proprement dits ? Après avoir mûrement réfléchi sur chacune de ces questions, après avoir étudié attentivement la main de l'homme et celle des mammifères, nous croyons être maintenant en état de jeter quelque jour sur un sujet resté jusqu'à présent très-obscur et très-négligé, malgré son importance au point de vue de l'anatomie philosophique.

Cherchons d'abord à résoudre la première des questions que nous nous sommes posées. Quels sont les éléments qui entrent ou peuvent entrer dans la composition d'un doigt de mammifère ?

Consultez l'anatomie humaine, elle vous répondra que « la main, » considérée comme partie du squelette, est composée de cinq » séries de petites colonnes ; chaque série se compose de quatre » pièces, à l'exception de la série la plus externe, qui n'en présente » que trois. Les cinq séries de colonnes viennent, en convergeant, » se réunir à un massif osseux, composé de huit os solidement » articulés entre eux, et dont la réunion constitue la base de la » main ou le poignet; ce massif osseux s'appelle *carpe*.

» Les cinq colonnes contiguës au carpe ont reçu le nom d'*os* » *métacarpiens*; leur ensemble constitue le *métacarpe*, qui corres- » pond à ce qu'on appelle la *paume de la main*; enfin, les colonnes » qui succèdent au métacarpe forment des colonnes entièrement » isolées et indépendantes les unes des autres : ce sont les *doigts* » qu'on distingue par les noms numériques de 1er, 2e, 3e, 4e, 5e, » en allant de dehors en dedans, la main étant supposée dans la » supination, la paume en avant. On les distingue aussi par les » noms suivants : *pouce*, *index* ou *indicateur*, *médius*, *annulaire*, » *auriculaire* ou *petit doigt*.

» Chaque doigt est composé de trois os qu'on appelle *phalanges*, » distinguées elles-mêmes, en procédant de haut en bas, par les » noms numériques de 1er, 2e et 3e; la 3e porte encore le nom de » *phalange onguéale*, parce qu'elle supporte l'ongle ; le pouce seul » n'a que deux phalanges ; il se distingue encore des autres doigts » en ce qu'il est placé sur un plan antérieur à ceux-ci (1). »

On le voit, pour M. Cruveilhier, un doigt est uniquement formé de *trois* phalanges, hors le pouce qui n'en a que *deux*, et cette opinion est partagée par la plupart des anatomistes. Pour nous, au contraire, un doigt complet n'est pas seulement constitué par des phalanges ; il a aussi pour base les os du métacarpe, et surtout ceux du carpe. Or, puisqu'il existe cinq os métacarpiens, n'est-il pas naturel d'admettre que ces os sont dans un rapport numérique

(1) Cruveilhier, *Anatomie descriptive*, tom. I, p. 239.

exact avec ceux du carpe, et, par conséquent, qu'il faut compter *cinq* os à chaque rangée carpienne?

Ce que le raisonnement indique, l'analogie et l'observation directe le démontrent. Ainsi, chez la *taupe*, il existe incontestablement *cinq* os à chaque rangée carpienne; ce même nombre se retrouve chez la *marmotte*, le *cochon* d'*Inde*, l'*agouti* et plusieurs autres rongeurs. Il est facile de le retrouver aussi chez l'*échidné* et l'*ornithorhynque*, dès qu'on sait que chez ces animaux le *scaphoïde* s'est soudé avec le *semi-lunaire* (1). Donc, nous pouvons répondre affirmativement à la seconde question : Les pièces du carpe ont-elles ou n'ont-elles pas des rapports numériques exacts, et des rapports de connexion nécessaires avec les doigts proprement dits?

Observons, d'ailleurs, que les os du carpe, cette base fondamentale de la main, ont beaucoup plus de constance que tous les autres os qui entrent dans la composition des doigts. Ainsi, lorsqu'un doigt diminue d'importance, son volume devient moindre, successivement dans ses parties phalangienne, métacarpienne et carpienne.

S'il devient rudimentaire, il perd d'abord ses phalanges, en procédant de la 1re à la 3e; puis le métacarpien correspondant s'efface peu à peu, et son extrémité supérieure disparaît en dernier lieu; enfin, ce sont les pièces carpiennes qui sont le plus réfractaires à cette espèce d'arrêt de développement.

Il arrive aussi, dans le cas de dégradation des phalanges, que les os du carpe et du métacarpe appartenant au doigt atrophié, se soudent d'une manière plus ou moins complète avec les os correspondants propres au doigt voisin qui a conservé son importance; mais cette loi est moins absolue que la précédente. Elle est susceptible de varier selon les exigences réclamées, tantôt pour la sou-

(1) Nous devons à l'obligeance de notre savant confrère, M. E. Lartet, la connaissance d'un fait qui prouve l'extrême variabilité des soudures qui peuvent s'opérer entre les os du carpe des divers animaux, l'homme lui-même y compris. Sur un squelette de *nègre*, qui fait partie de la riche collection du Muséum de Paris, M. E. Lartet a vu le pyramidal (*deutocarpien*) soudé avec le semi-lunaire (*tritocarpien*). M. Laurillard vient de retrouver la même anomalie sur un carpe de *Cafre*. Il est remarquable que ces soudures s'observent principalement, peut-être même exclusivement, chez les races regardées comme inférieures à la nôtre.

plesse, tantôt pour la solidité. De même, lorsque deux doigts acquièrent une importance et un volume exagérés, ils se confondent ou restent séparés dans l'une ou l'autre de leurs régions, suivant les besoins fonctionnels.

Une autre question se présente. Quel est le nombre des phalanges qui entrent ou peuvent entrer dans la composition d'un doigt proprement dit, appartenant, soit à l'homme, soit à un autre mammifère?

Le nombre *trois* est évidemment le plus commun dans cette classe d'animaux. Le pouce seul semble faire exception; mais cette exception, même chez l'homme, est peut-être plus apparente que réelle.

En effet, si l'on se rappelle que chez l'*aï* toutes les premières phalanges se soudent avec les os métacarpiens; si l'on songe que le pouce n'est opposable que chez un petit nombre d'animaux; si l'on réfléchit que, chez presque tous, il se place parallèlement aux autres doigts, et qu'il remplit absolument les mêmes fonctions que ces derniers, on sera naturellement porté à croire qu'il peut et doit leur être assimilé sous le rapport de la structure anatomique. Bien plus, de l'aveu de tous les anatomistes, Cruveilhier à leur tête, le prétendu métacarpien du pouce offre beaucoup d'analogie avec les phalanges, non-seulement par sa conformation, mais encore par son mode de développement.

« En effet, dit Cruveilhier, des deux points d'ossification qui » lui appartiennent, l'un apparaît dans le corps de l'os, l'autre » dans l'extrémité supérieure, disposition opposée à celle qui s'ob- » serve dans les autres métacarpiens, et analogue à celle qui » s'observe dans les phalanges (1). »

Nous croyons donc que le pouce a effectivement *trois* phalanges, et nous regardons le point d'ossification qui se développe au sommet de la première, comme étant le véritable métacarpien. Selon nous, il y a eu soudure de ce dernier avec la première phalange, et, comme il est réduit à de très-petites dimensions, les autres phalanges ont prospéré d'autant. Premier exemple de ces *balancements organiques* dont nous avons déjà parlé, et que nous retrouverons encore bien des fois sur la route où nous sommes engagés.

(1) *Loc. cit.*, pag. 249.

En admettant trois phalanges à tous les doigts, cela ne veut pas dire qu'il ne puisse y en avoir davantage, au moins en apparence. Ainsi, sans sortir de la classe des mammifères, certains cétacés, tels que *la baleine*, offrent jusqu'à six phalanges à quelques-uns de leurs doigts. Mais, sous ce rapport, on peut les considérer comme offrant un degré de développement moins avancé que les autres mammifères, et comme rappelant l'âge embryonnaire de ces derniers. En effet, six phalanges correspondent exactement au nombre des noyaux osseux qui entrent dans la composition primitive des phalanges de l'homme et des animaux qui lui ressemblent le plus.

ÉTUDE DU PIED HUMAIN.

Les analogies si frappantes qui existent entre les rayons supérieurs des membres thoraciques et des membres abdominaux, se retrouvent non moins évidentes entre la main et le pied. Mais, pour faire ressortir ces analogies, faut-il, comme le voulait Vicq-d'Azyr, comme l'a répété Cuvier, comparer l'extrémité antérieure d'un côté à l'extrémité postérieure du côté opposé? Evidemment non; car alors, ainsi que l'a prouvé M. Flourens, la main étant mise dans la pronation, non par la rotation naturelle du radius, mais bien par l'inversion du membre tout entier, « on rétablit les » rapports directs du fémur avec l'humérus, mais l'on renverse » ceux de la main avec le pied (1). »

Pour avoir partout des rapports directs, nous comparerons donc, avec M. Flourens, les extrémités d'un même côté, la main étant dans la pronation, mais par son mécanisme vrai, naturel, le seul possible sur le vivant, par la rotation du radius. Cela posé, nous verrons les deux rangées des os du tarse correspondre exactement aux deux rangées des os du carpe, pourvu toutefois que nous ayons soin de rapporter à la première rangée le *scaphoïde* du pied, que M. Cruveilhier lui-même place à tort dans la seconde.

Rien de plus facile maintenant que d'admettre, avec Vicq-d'Azir et tous les anatomistes, que le *pisiforme* et le *pyramidal*

(1) Flourens. *Parallèle des extrémités dans l'homme, les quadrupèdes et les oiseaux*, dans les *Mémoires d'anatomie et de physiologie comparées*, du même auteur, pag. 95.

réunis répondent au *calcanéum*, le *semi-lunaire* à l'*astragale*, et le *scaphoïde* de la main au *scaphoïde* du pied.

A la deuxième rangée, l'*os crochu* correspond au *cuboïde*, le *grand os*, le *trapézoïde* et le *trapèze* sont évidemment les analogues des trois *cunéiformes*.

Le tarse a donc en réalité, non pas *trois* rangs, mais *deux* rangs comme le carpe. Nous ajoutons que chacune de ces rangées est formée de *cinq* os.

En effet, le *scaphoïde* du tarse, comme celui du carpe, porte en dedans un *os interne*, tantôt distinct (*castor*, *marmotte*, *écureuil*, *porc-épic*, *rat*, *paca*, *cabiai*, *cochon-d'Inde*, *agouti*, etc.), tantôt soudé (*chien*, *porc*); et le *cuboïde*, comme l'*os crochu*, porte en dehors un *os externe* ordinairement soudé (*homme*, *chien* , *cheval*); quelquefois libre (*cabiai*, *cochon d'Inde*, *agouti*, *ornithorhynque*). En conséquence, les dix éléments du carpe se retrouvent exactement dans le tarse. Un peu déviés à la première rangée par suite du développement considérable de l'astragale, ils sont en ligne à peu près droite à la seconde rangée, où les cinq os tarsiens répondent chacun à un métatarsien, et, par conséquent, à un doigt toujours le même, comme au carpe. Ainsi,

L'os externe répond au 1er doigt (*auriculaire*),
Le cuboïde. . . . . 2e — »
Le 1er cunéiforme. . . . 3e — (*médius*),
Le 2e . . . . 4e — »
Le 3e . . . . 5e — (*pouce*).

Nous avons déjà vu que lorsqu'un doigt tend à se dégrader, presque toujours son os carpien, correspondant à la rangée inférieure, se soude avec l'os voisin appartenant à un doigt plus complet. C'est ce qui arrive souvent entre le *trapèze* et le *trapézoïde*, et même entre ce dernier et le *grand os*, comme chez la plupart des ruminants. De même au tarse, on voit souvent le 3e *cunéiforme* s'unir au 2e, lorsque le pouce vient à s'atrophier.

Cependant, bien que le pouce du pied soit très-souvent moins marqué que celui de la main, le 3e *cunéiforme* tend moins à s'unir au 2e que le *trapèze* au *trapézoïde* : de sorte que dans un animal chez lequel ces deux derniers os sont réunis, il n'est pas rare de trouver le 3e *cunéiforme* distinct du 2e.

Tout ce que nous avons dit des os métacarpiens, des doigts et des phalanges de la main, s'applique naturellement aux os correspondants du pied. Ici, d'ailleurs, les analogies ne sont contestées par personne.

Cette ressemblance parfaite, ou, pour mieux dire, cette identité anatomique une fois reconnue entre la main et le pied de l'homme, voyons si cette ressemblance subsiste encore entre ces mêmes parties et les parties correspondantes des autres mammifères, et cherchons à démontrer qu'ils sont tous *réellement* ou du moins *virtuellement* pentadactyles.

§ III. — Nouvelles études sur les extrémités des mammifères proprement dits.

De tout temps les naturalistes ont accordé au nombre des doigts des mammifères une grande valeur zooclassique. En effet, depuis Aristote jusqu'à nos jours, presque tous les auteurs qui se sont occupés de cette classe d'animaux, ont établi leurs distributions génériques sur la considération dont il s'agit en ce moment. Ainsi, le père de l'histoire naturelle, après avoir divisé tous les mammifères (*zootoka*) en *dipodes*, *tétrapodes* et *apodes*, partage ses tétrapodes en *onguiculés* et en *ongulés*, suivant que leurs doigts sont protégés par un ongle ou renfermés dans un sabot. Enfin, il fonde généralement ce que nous appellerions aujourd'hui ses *ordres*, sur le nombre des doigts ou la division des sabots, quelquefois même sur la forme des dents.

Linné adopte à peu près les mêmes principes de classification ; seulement il attache à la considération du système dentaire une plus grande importance qu'Aristote. Cuvier suit Linné, pour ainsi dire, pas à pas, et il arrive à distinguer, parmi les mammifères, des animaux à 5 doigts, à 4, à 3, à 2 et même à 1 seul doigt (1). Les anatomistes vétérinaires, également trompés par les apparences, reconnaissent parmi nos animaux domestiques des espèces *tétradactyles*, *didactyles*, et *monodactyles*. Du reste, on conçoit, jusqu'à un certain point, ces erreurs, lorsqu'on voit Vicq-d'Azyr

(1) Sur la classification zoologique de Linné comparée à celle de Cuvier, voyez Is. Geoffroy Saint-Hilaire, *Essais de zoologie générale*, pag. 106-152. Paris. 1841.

lui-même leur prêter, en quelque sorte, l'appui de son nom et de son immense savoir anatomique.

En effet, dans le *Discours préliminaire* qu'il a placé en tête de son travail sur les quadrupèdes (1), l'illustre auteur du *Système anatomique* s'exprime ainsi :

« Les quadrupèdes peuvent être divisés en dix sections, en » raison du nombre de leurs doigts.

» Dans la première, en comparant toujours le nombre des doigts » d'une des extrémités antérieures avec celui des doigts d'une des » extrémités postérieures, la proportion est de cinq à cinq, comme » dans l'*homme* et dans *les singes*, $\frac{5-5}{5-5}$.

» Dans la seconde, elle est de 5 à 4, comme dans le *chien* et le » *chat*, $\frac{5-5}{4-4}$.

» Dans la troisième, elle est de 4 à 5, comme dans le *tama-* » *noir*, $\frac{4-4}{5-5}$.

» Dans la quatrième, elle est de 4 à 4, soit que l'animal s'appuie » sur ses quatre doigts, comme l'*hyène*, ou sur deux seulement, » comme les *bisulques*, $\frac{4-4}{4-4}$.

» Dans la cinquième, elle est de 4 à 3, comme dans le *cochon-* » *d'Inde*, $\frac{4-4}{3-3}$.

» Dans la sixième, elle est de 3 à 3, comme dans l'*aï*, $\frac{3-3}{3-3}$.

» Dans la septième, elle est de 2 à 4, comme dans le *fourmi-* » *lier*, $^{4-4}$.

» Dans la huitième, elle est de 2 à 3, comme dans l'*unau* $\frac{2-2}{3-3}$.

» Dans la neuvième, de deux à deux, comme dans le *cha-* » *meau*, $\frac{2-2}{2-2}$.

» Enfin, dans la dixième, elle est de 1 à 1, comme dans » le *cheval*, le *zèbre*, l'*onagre* $\frac{1-1}{1-1}$. »

Il est impossible de s'exprimer d'une manière plus précise et pourtant moins conforme à la nature. Et cependant Vicq-d'Azyr était en voie de découvrir la vérité : on en jugera par le passage qui suit :

(1) *Système anatomique des quadrupèdes*, Encyclop. méthodiq., tom. II, pag. LXXX. 1792.

« N'oublions pas qu'il existe une proportion constante entre le » nombre des os du métacarpe et du métatarse et celui des doigts, » et que les quadrupèdes *bisulques* ne font point exception à cette » règle, quoique avec deux doigts ils n'aient qu'un *canon*, puis- » que cet os, simple en apparence, est composé, dans les jeunes » sujets, de deux pièces très-distinctes, qu'une ossification rapide » confond ; de sorte qu'il n'y en a plus qu'une seule dans un âge » avancé (1). Ces mêmes quadrupèdes ont deux petits doigts sur- » numéraires, sur lesquels l'animal n'est point appuyé, et dont » chacun s'articule avec un petit os métacarpien ou métatarsien. » Ces deux doigts surnuméraires sont, en général, plus volumineux » dans les *ruminants* à cornes solides que dans ceux dont les » cornes sont creuses : dans le *renne*, par exemple, que dans le » *bœuf*. Il m'a paru aussi qu'ils étaient plus gros dans les extré- » mités antérieures de ces *bisulques* que dans les postérieures. » Dans le *sanglier*, les deux doigts surnuméraires sont très-expri- » més, et l'os du canon est remplacé par deux os, épais et » courts (2). » Tout cela est parfaitement exact et raisonnable ; comment donc Vicq-d'Azyr, immédiatement après avoir écrit ces lignes remarquables, peut-il considérer l'os du canon comme un » os *unique*, « environné de deux petits os aigus, que l'on doit » regarder comme tenant lieu de deux os du métatarse, ou comme » répondant à deux ordres de phalanges ébauchées (3) ? »

Et comme s'il ne voulait laisser aucune équivoque dans sa pensée, nous voyons l'illustre anatomiste la développer encore en disant :

« Les os du métacarpe et du métatarse sont donc, comme les » doigts, au nombre de cinq dans l'*homme*, dans les *singes*, dans » les *makis* et dans plusieurs autres fissipèdes ; au nombre de » quatre bien distincts dans le sanglier, et en général, dans les » *bisulques sans canon* ; au nombre de quatre, dont les deux » moyens sont réunis, dans les *bisulques à canon* ; enfin au nombre » de trois dans les *solipèdes*, tels que le cheval (4). »

(1) Voy. le *Mémoire* de M. Fougeroux *sur le canon du veau*. Académie des Sciences, 1772.

(2) *Loc. cit.*, pag. LXXXI.

(3) *Idem, idem.*

(4) *Idem, idem.*

Dans son *Anatomie comparée*, comme dans son *Règne animal*, Cuvier n'a pas fait un pas de plus que Vicq-d'Azyr, et il contribue puissamment à propager l'erreur.

« En comptant, dit-il, les rudiments imparfaits, et souvent » cachés sous la peau, il n'y a jamais moins de *trois* doigts, ni » plus de *cinq* dans les mammifères.

» Les *solipèdes* en ont deux imparfaits et un parfait; en tout, » trois.

» Les *rhinocéros*, trois parfaits.

» Les *ruminants*, deux imparfaits, deux parfaits; en tout, » quatre.

» Le *tapir* et l'*hippopotame*, quatre parfaits.

» Tous les animaux onguiculés en ont *cinq*, tant parfaits qu'im- » parfaits, excepté peut-être l'*unau*, où l'on n'en voit que deux » parfaits et deux imparfaits.

» Chez quelques-uns cependant, le pouce qui est le premier » doigt qui disparaisse, est si rudimentaire, qu'il ne se compose » plus que d'un petit métacarpien styloïde sans phalanges : tels » sont, parmi les carnassiers, les *hyènes* et les *suricates*. (1). »

Pour redresser toutes ces inexactitudes, et pour établir les analogies, souvent *virtuelles*, qui existent incontestablement entre les extrémités de l'homme et celles des mammifères, nos comparaisons devront donc porter principalement sur les parties vraiment essentielles de ces extrémités.

Or, avons-nous dit, les os du carpe sont, en quelque sorte, la base fondamentale de la main, comme ceux du tarse sont la base fondamentale du pied. Ils ont chacun, et surtout ceux des rangées métacarpienne ou métatarsienne, une valeur et une signification qui traduisent assez fidèlement l'état souvent obscur des doigts. C'est donc l'examen comparatif des os du carpe et du tarse qui doit être plus particulièrement l'objet de nos recherches. Par ce moyen si simple, qui est la clef de notre méthode, nous sommes arrivés à des résultats que nous n'aurions certainement pas obtenus si, comme nos devanciers, nous nous étions bornés à la région phalangienne, région tellement modifiable, qu'elle donne à certains mammifères l'apparence de ne posséder essen-

(1) Cuvier, *Anatomie comparée*, tom. 1, pag. 432

tiellement qu'un, deux, trois ou quatre doigts. De là sont venus les termes de *monodactyles*, *didactyles*, *tridactyles* et *tétradactyles* réguliers et irréguliers : toutes dénominations erronées en ce sens que, d'après des caractères superficiels et inexacts, elles établissent une profonde division entre des animaux qui, en réalité et à ce même point de vue, se rapprochent et se groupent sous un même type, *la pentadactylie.*

Non-seulement la nomenclature des vétérinaires et des zoologistes purs est très-inexacte sous le rapport que nous venons d'indiquer, la nomenclature anatomique des os du carpe et du tarse l'est encore davantage. On peut même dire qu'elle est entièrement dépourvue de cet esprit philosophique qui doit présider à la création de toute langue bien faite. Ainsi, appeler, en anatomie humaine, *os pisiforme* un os qui chez la *chrysochlore du Cap*, par exemple, est extrêmement allongé, s'élève dans la direction de l'avant-bras, et va s'articuler avec la trochlée de l'humérus; nommer en anatomie vétérinaire *os crochu*, celui qui est évidemment l'analogue du *pisiforme ;* imposer les noms de *poinçons* ou *éclisses*, *épines du canon*, *péronés* même à des parties osseuses qui ne sont autre chose que des os métacarpiens ou métatarsiens, c'est répudier bénévolement toute idée d'analogie, c'est vouloir introduire le chaos dans la science, ou perpétuer l'erreur en la consacrant.

Le professeur Rigot, de regrettable mémoire, avait fort bien compris ces inconvénients, qu'il s'efforça d'éviter en substituant aux termes d'*os plats* et d'*os irréguliers*, appliqués anciennement aux os du tarse, les dénominations usitées dans l'anatomie humaine et dans l'anatomie comparée. Pourquoi donc a-t-il négligé d'accomplir ce même genre de progrès, très-imparfait sans doute, en ce qui concerne les os du carpe, qu'il continue de nommer d'après l'ordre numérique ?

A Dieu ne plaise, toutefois, que nous regardions la nomenclature anatomique de ces parties étudiées chez l'homme, comme à l'abri de tout reproche. Les noms y étant généralement établis d'après de simples caractères de forme, ils ont par cela même une signification beaucoup trop précise pour qu'ils puissent raisonnablement s'appliquer aux os correspondants des autres mammifères. Enfin, et c'est un inconvénient beaucoup plus grave encore, l'anatomie humaine manque de termes pour désigner des os qu'elle n'a pas aperçus dans l'homme, bien que leur existence chez des animaux très-rapprochés de lui eût dû l'engager à y regarder de plus près.

Plus que personne, peut-être, nous sommes ennemis déclarés du néologisme scientifique qui se borne à remplacer sans raison un terme par un autre, et non une idée fausse par une idée vraie qu'il apporte avec lui. Nous ne pouvons cependant nous empêcher de reconnaître que, pour désigner des objets nouveaux, il faut des dénominations nouvelles. Or, les os ordinairement soudés aux *scaphoïdes*, à l'*os crochu* et au *cuboïde*, devenant quelquefois libres et bien distincts, nous les avons jusqu'à présent désignés provisoirement sous les noms très-vagues d'*os interne* et d'*os externe*. Il est temps, ce nous semble, de substituer à ces termes et à ceux qui sont usités presque partout, une nomenclature plus exacte et plus en harmonie avec les faits que nous cherchons à établir. Dès que nous admettons, et nous nous engageons à prouver qu'il y a dix os au carpe et dix os au tarse; dès que nous savons que ces os doivent être comptés de dehors en dedans, au pied comme à la main, pourvu que celle-ci soit mise en pronation par la rotation naturelle du radius, nous pouvons former dix mots, dont les cinq premiers représenteront dans leur ordre numérique les os de la première rangée carpienne ou tarsienne, tandis que les cinq autres, composés de la même manière, mais à terminaison différente, seront appliqués aux éléments osseux de la seconde rangée, également désignés par le rang qu'ils occupent, en procédant de dehors en dedans.

Nous donnons ici, avec l'ancienne synonymie, un tableau qui nous dispensera d'entrer dans de plus longs détails.

TABLEAU synoptique et synonymique des os du Carpe et du Tarse.

(Ordre : De dehors en dedans et sur la face dorsale.)

CARPE.	1er rang.	PROTOCARPIEN — Pisiforme. — Orbiculaire. — Hors de rang. — Os crochu, os sus-carpien des vétérin.	DEUTOCARPIEN Pyramidal. Cunéiforme.	TRITOCARPIEN Semilunaire.	TÉTROCARPIEN Scaphoïde. Naviculaire.	PEMPTOCARPIEN Sans nom. (Ordinairement soudé au précédent.)
	2e rang.	PROTOCARPE Sans nom. (Ordinairement soudé au suivant.)	DEUTOCARPE Os crochu. Unciforme.	TRITOCARPE Grand os. Os capitatum (*Sœmm.*)	TÉTROCARPE Trapézoïde.	PEMPTOCARPE Trapèze.
	DOIGTS.	1er (Auriculaire.)	2e (Annulaire.)	3e (Médius.)	4e (Index.)	5e (Pouce.)
TARSE.	1er rang.	PROTOTARSIEN Sommet du Calcanéum.	DEUTOTARSIEN Partie antérieure du Calcanéum.	TRITOTARSIEN Astragale.	TÉTROTARSIEN Scaphoïde.	PEMPTOTARSIEN Sans nom. (Ordinairement soudé au précédent.)
	2e rang.	PROTOTARSE Sans nom. (Ordinairement soudé au suivant.)	DEUTOTARSE Cuboïde	TRITOTARSE — 3e ou moyen cunéiforme (*homme*). — 1er ou grand cunéiforme des quadrupèdes domestiques.	TÉTROTARSE — 2e ou petit cunéiforme (*homme*). — 2e ou moyen cunéiforme des quadrupèdes domestiques.	PEMPTOTARSE — 1er ou grand cunéiforme (*homme*). — 3e cunéiforme, tantôt le petit, tantôt le moyen des quadrup. domest.
	DOIGTS.	1er (Petit doigt.)	2e	3e (Médius.)	4e	5e (Pouce.)

Il s'agit maintenant de démontrer que ces os fondamentaux du carpe et du tarse se retrouvent chez tous les mammifères, et que, conséquemment, tous sont réellement ou virtuellement pentadactyles à toutes leurs extrémités.

Rappelons-nous d'abord que les cinq os de chaque rangée du carpe ou du tarse correspondent chacun à l'un des cinq doigts d'une manière, sinon exclusive, du moins presque absolue. Ainsi, tel os du premier rang, et, plus évidemment encore, tel os du second rang appartient à tel doigt et toujours au même. Par conséquent, les modifications subies par les doigts doivent atteindre d'une manière analogue, sinon identique, les os carpiens ou tarsiens correspondants.

Au moyen de cette loi des connexions, il sera presque toujours facile de déterminer les os carpiens ou tarsiens, malgré les variétés apparentes de nombre et les variétés réelles de forme qu'ils pourront présenter.

Bien qu'il ait basé très-souvent ses divisions génériques sur le nombre apparent des doigts, Cuvier reconnaît cependant que, « tous les mammifères onguiculés en ont cinq, tant parfaits qu'im- » parfaits, excepté peut-être l'unau, où l'on n'en voit que deux » parfaits et deux imparfaits (1). »

Mais, d'après le même auteur, les doigts se dégraderaient, chez les mammifères ongulés, au point qu'ils seraient réduits à *quatre* chez les ruminants, à *trois* chez les rhinocéros, à *trois* aussi chez les solipèdes, qui n'auraient plus qu'un doigt parfait et deux très-imparfaits.

Les opinions de Cuvier sont partagées par l'immense majorité des anatomistes, des vétérinaires et des zoologistes; mais nous ne craignons pas d'affirmer que ces opinions sont erronées, et comme l'erreur est la seule chose qui ne devienne pas respectable en vieillissant, nous ferons tous nos efforts pour la détruire.

Nous n'aurons pas beaucoup de difficultés à vaincre en ce qui concerne les mammifères onguiculés : sur ce chapitre, tout le monde est à peu près d'accord. Cependant personne, que nous sachions, n'a cherché à ramener à un type uniforme le carpe et le tarse de tous ces animaux ; sur ce point-là, du moins, notre

(1) Cuvier, *Anatomie comparée*, tom. 1, page 432.

entreprise sera nouvelle, et, nous l'espérons, d'une certaine utilité. Quant aux mammifères ongulés et aux mammifères aquatiques, notre tâche sera un peu plus difficile; mais, ici encore, le problème n'est pas, tant s'en faut, impossible à résoudre.

Commençons d'abord par les animaux les plus voisins de l'homme.

MAMMIFÈRES ONGUICULÉS.

QUADRUMANES.

Remarquons d'abord, « comme un fait bien digne d'attention, » que les anomalies par lesquelles divers quadrumanes s'écartent » du type de leur ordre, portent toujours sur les membres anté- » rieurs et jamais sur les postérieurs.

» Chez l'homme, les extrémités antérieures ont seules un pouce » libre et opposable; chez les quadrumanes, au contraire, le » pouce existe constamment aux membres postérieurs, et il y est » très-développé et très-opposable aux autres doigts, quand, » dans un très-grand nombre d'espèces, les pouces antérieurs » s'atrophient et deviennent rudimentaires ou *même tout-à-fait nuls.*

» Rappelons ici que tous les marsupiaux pédimanes ont des » pouces libres et opposables à leurs extrémités postérieures, et » jamais à leurs extrémités antérieures; et il en est de même » d'un mammifère placé par les naturalistes près des écureuils, » mais qui nous semble bien plutôt (selon l'opinion de M. de » Blainville) un quadrumane voisin des *tarsiers* qu'un rongeur : » nous voulons parler de l'*aye-aye*. Ainsi, il est un très-grand » nombre d'animaux de différentes familles qui ont des mains aux » extrémités postérieures sans en avoir aux antérieures : tels sont » les *atèles*, les *colobes*, les *didelphes*, les *phalangers*, l'*aye-* » *aye*, etc. ; mais il n'en est qu'un seul chez lequel on trouve le » système inverse, et cet être remarquable par une telle anoma- » lie, c'est l'homme (1). »

Quant à la composition anatomique du carpe, on y distingue, chez le *chimpanzé*, les huit os généralement attribués à l'homme. Chez les *orangs*, au contraire, et chez la plupart des singes infé-

(1) Is. Geoffroy Saint-Hilaire, *Dictionnaire classique d'histoire naturelle*, tom. VI, art. QUADRUMANES.

rieurs, on trouve, entre les deux rangées du carpe, un autre os, désigné déjà par M. de Blainville sous le nom d'*os intermédiaire*. Cette pièce n'est pour nous rien autre chose que le *scaphoïde* (tétrocarpien) qui s'est complètement séparé du pemptocarpien, situé au-dessus de lui, en venant prendre dans la main de ces mammifères la même place qu'il occupe au pied de presque tous les animaux de cette classe. Du reste, une disposition anatomique analogue se reproduit même dans l'ordre des rongeurs, notamment chez les *lièvres* et les *lapins*.

Nous manquons des données nécessaires pour décider si le pouce est *réellement nul* chez les *atèles*, les *colobes*, etc.; mais nous sommes portés à croire qu'un examen attentif de leurs extrémités antérieures nous révèlerait l'existence de ce doigt, au moins rudimentaire (1).

Ce qui tendrait à nous confirmer dans cette opinion, c'est que certains *phalangers*, que M. Is. Geoffroy Saint-Hilaire assimile, sous le point de vue qui nous occupe, aux quadrumanes privés de pouce aux membres antérieurs, ont réellement cinq doigts, dont les deux internes sont, comme ceux du *koala*, opposables aux trois doigts extérieurs. De ce nombre sont le *Phalangista Cookii* et le *Ph. gliriformis* de Bell. (2).

De l'aveu de tous les anatomistes, le tarse des quadrumanes offrant de très-grandes ressemblances, pour le nombre des os, avec celui de l'homme, rien de plus facile, par conséquent, que de le ramener au type par nous établi.

CARNASSIERS.

La marche plus ou moins plantigrade ou digitigrade, l'action de fouir, le saut, la nage et même le vol, ont été accordés par la nature aux divers groupes d'animaux qui composent cet ordre, à tant d'égards intéressant.

(1) Il existe en effet, d'après Cuvier, mais il reste en tout ou en partie caché sous la peau. Le pouce est même apparent chez le *chamek* (Ateles pentadactylus, *Geoffroy*), mais il est réduit à une seule phalange dépourvue d'ongle.

(2) Voy, *The Cyclopœdia of anatomy and physiology*, art. MARSUPIALIA, par Robert B. Todd., pag. 282.

Quelque variées que soient les formes des organes locomoteurs, au fond ils se ressemblent tous quant à leur structure anatomique. Un coup d'œil rapide jeté sur les principales tribus suffira pour démontrer la justesse de cette assertion.

Chéiroptères. — De même que l'existence de cinq os distincts à chaque rangée carpienne nous indique l'existence de cinq doigts à la main, de même ces cinq doigts doivent nous faire penser, lorsqu'ils se montrent bien développés à l'extrémité antérieure, que le carpe, qui en est la base, renferme, isolés ou réunis, les dix os qui le composent normalement. Ainsi, chez les chauve-souris, bien que les os de la première rangée du carpe paraissent être au nombre de deux seulement, un examen attentif reconnaît dans la pièce unique qui suit le protocarpien (*pisiforme*), les analogues des deuto, trito, tétro et pemptocarpien (*pyramidal*, *semi-lunaire*, *scaphoïde* et *os interne*). A la seconde rangée carpienne, on trouve les quatre ou plutôt les cinq os qui existent à cette rangée chez l'homme. Cinq métatarsiens très-allongés sont en rapport avec ces os. On compte cinq doigts aux ailes comme aux pieds de derrière ; enfin, quoi qu'en ait dit Cuvier, ces doigts ont, comme à l'ordinaire, trois phalanges (1).

Au tarse, sept os, c'est-à-dire neuf d'abord, comme chez l'homme, plus un *os grêle*, qui, pour Cuvier, est une portion du *calcanéum* ; pour Meckel, la *tubérosité du talon* restée libre ; pour Daubenton *un os distinct*. C'est notre *prototarsien*. Cet os est renfermé dans les plis du bord de la membrane interfémorale. Les doigts du pied ont trois phalanges, et sont armés d'ongles crochus.

Insectivores. — *Dix* os bien distincts, cinq pour chaque rangée, se remarquent au carpe de la *taupe*. On y trouve, en outre, un *os falciforme* qui garnit le bord radial de la main dans toute sa longueur, et lui donne la solidité nécessaire pour fouir le sol où elle vit cachée. Un os analogue existe au tarse, dont la composition ressemble à celle de la main, bien que le pied n'ait pas les mêmes usages que cette extrémité antérieure : preuve évidente que, dans

(1) La troisième phalange est très-courte, très-grêle et reste ordinairement à l'état cartilagineux, ce qui fait qu'on la néglige ou qu'on la perd presque toujours dans la confection des squelettes ; mais elle existe réellement chez toutes nos chauves-souris.

certains cas, la structure survit à la fonction, comme pour rappeler que la nature a façonné le pied et la main sur un seul et même patron.

Mais qu'est-ce que ces *os falciformes?* ? Font-ils réellement partie du carpe et du tarse, ou bien faut-il les rapporter à l'avant-bras? Dans l'un ou l'autre cas, doit-on les considérer comme des os sans aucun analogue, comme une création nouvelle dans la série des mammifères?

A ces questions, voici notre réponse. Le nombre des os du carpe et du tarse étant limité à *dix*, c'est à tort, selon nous, que certains anatomistes, Meckel et T. Bell entre autres, ont rapporté les os falciformes au pied et à la main. Nous pensons qu'il faut plutôt les attribuer à l'avant-bras et à la jambe ; mais nous sommes loin de les regarder comme une production nouvelle et tout-à-fait sans analogue. L'*os en faucille* qui sert d'arc-boutant à la main, n'est, à notre avis, rien autre chose que *l'apophyse styloïde du radius*, détachée du rayon, considérablement accrue et descendue au-delà de ses limites normales. De même *l'os falciforme du pied* paraît tirer son origine de la *malléole interne*, que Béclard a vue se développer, même chez l'homme, par un point d'ossification particulier.

Nous ne dirons rien des doigts ; on sait que la taupe en a cinq à chaque extrémité.

Dans la *chrysochlore du Cap*, le pisiforme est extrêmement allongé, suit la direction de l'avant-bras, et va s'articuler avec la trochlée de l'humérus. Ici le pouce est devenu rudimentaire, en raison de l'énorme développement qu'ont pris plusieurs des autres doigts, dont deux sont unis par un ongle puissant.

Les pieds ont cinq doigts de grandeur ordinaire.

Cinq doigts, *bien formés*, s'observent aussi, à toutes les extrémités des *desmans*, et, en général, chez tous les carnassiers aquatiques qui présentent des palmatures aux quatre membres, comme les *loutres*, la *lutride saricovienne*, les *otaries* et les *phoques*. L'*aonyx Delalande*, au contraire, qui manque de palmatures aux membres antérieurs, n'a qu'un pouce très-rudimentaire.

Nous retrouverons la même particularité chez les rongeurs et les marsupiaux aquatiques. De sorte que nous pouvons dire, avec M. le docteur Pucheran, « que la présence de la palmature a pour

» effet de donner une existence constante de cinq doigts bien for» més aux deux paires de pattes de l'animal, lorsqu'elles sont » palmées toutes les deux; à la seule qui l'est, lorsqu'il n'y en a » qu'une qui présente ces membranes (1). »

Nous terminons là ces détails, que nous pourrions multiplier beaucoup si nous voulions passer en revue tous les genres d'animaux carnassiers. Qu'il nous suffise de dire que la plupart d'entre eux ont cinq doigts bien distincts. Ceux qui paraissent n'en posséder que quatre, l'*hyène*, par exemple, se laissent facilement ramener au type normal, c'est-à-dire, au type pentadactyle (2).

RONGEURS.

Les rongeurs n'offrent non plus, sous ce rapport, aucune difficulté, bien que les variations, dans le nombre apparent de leurs doigts, soient assez considérables. Nulle part la composition normale du carpe n'est plus évidente que chez eux, si nous en exceptons toutefois la *taupe* et quelques autres. On y trouve, en effet, généralement les dix os dont nous avons parlé. Ainsi, le pemptocarpien est distinct et petit dans le *cochon-d'Inde*, fort dans le *lièvre*, la *marmotte* et l'*agouti*. Quant au protocarpe, il est parfaitement caractérisé chez le *porc-épic*, la *gerboise*, le *paca*, l'*agouti*, le *cabiai*, le *cochon-d'Inde*, etc.

On sait que chez les *gerboises*, les extrémités postérieures se distinguent des antérieures par une longueur démesurée, et que les trois os métatarsiens, correspondant aux trois os du milieu, se soudent de manière à ne former qu'un seul os, comme ce qu'on appelle improprement le *tarse* des oiseaux. Or, indépendamment de ces métatarsiens ainsi soudés, on trouve sur les parties latérales de cet ensemble deux stylets très-grêles, qui représentent les deux autres métatarsiens. Chez certaines espèces de gerboises, l'*alactaga*, par exemple, deux petits doigts latéraux répondent aux deux stylets.

(1) Dr Pucheran, *sur les caractères zoologiques des mammifères aquatiques*. Revue zoologique, avril, 1851.

(2) Il en est de même pour le *chien*, le *chat*, etc., malgré l'état rudimentaire du pouce aux extrémités postérieures.

ÉDENTÉS.

Chez l'*aï* ou paresseux à trois doigts (*Bradypus trydactylus*, L.), le carpe ne possède que six os en apparence; il en a, comme toujours, dix en réalité. On trouve, en effet, à la première rangée, le nombre d'os ordinaire; mais à la seconde, le protocarpe et le deutocarpe sont réunis; il en est de même des trito, tétro et pemptocarpe, qui forment une vaste plaque osseuse à laquelle sont soudés les os métacarpiens, eux-mêmes soudés à leur base (1). Les trois doigts médians seuls sont entièrement développés; encore leur première phalange s'est-elle réunie aux métacarpiens correspondants. Le pouce et l'auriculaire sont représentés uniquement par de petits rudiments cachés sous la peau et soudés au métacarpe. La soudure est encore bien plus prononcée au pied qu'à la main, puisqu'on ne distingue plus guère, chez les individus âgés, que le *calcanéum* et l'*astragale* (proto et deutotarsien réunis, plus le tritotarsien); mais chez le jeune individu, tous les éléments du tarse sont parfaitement reconnaissables.

Chez l'*unau*, nous trouvons à la première rangée du carpe un *pisiforme* (protocarpien) bien digne de ce nom par sa forme arrondie, un *pyramidal* (deutocarpien) et un *semi-lunaire* (tritocarpien, tous les trois bien distincts. Puis vient une pièce osseuse (*scaphoïde* et *trapèze* réunis de M. de Blainville), qui représente

(1) La description que nous donnons du carpe de l'*aï*, d'après Th. Bell (*Cyclopædiæ of anat. and physiol.*, article EDENTATA, p. 50), n'est pas en tout conforme à celle qu'en a donnée M. de Blainville dans son *Ostéographie*. Ainsi, l'auteur de ce dernier ouvrage considère l'apophyse interne du *scaphoïde* comme un véritable *trapèze*. Le scaphoïde serait donc ici le représentant du tétrocarpien, du pemptocarpien et du pemptocarpe réunis en un seul os. Quant au *trapézoïde* de M. de Blainville, il équivaut pour nous au tétro et au tritocarpe; enfin, nous voyons un véritable *unciforme* (proto et deutocarpe réunis) dans l'os qui est articulé avec les deux métacarpiens externes, et que l'illustre anatomiste assimile au grand os.

De même, au carpe de l'*unau* ou *paresseux à deux doigts*, nous ne saurions admettre, avec M. de Blainville, que l'os désigné par le chiffre 3 sur la figure que nous lui empruntons, soit l'apophyse styloïde du cubitus, qui aurait pris la place du *pyramidal*, et aurait forcé celui-ci à occuper celle de l'*unciforme*, qui n'existerait pas.

tout à la fois le tétrocarpien, le pemptocarpien et le pemptocarpe soudés entre eux, comme chez l'*aï*.

A la deuxième rangée on voit un unciforme (*pyramidal* ou *triquètre* de M. de Blainville) articulé avec le deuxième métacarpien, et qui, conséquemment, représente pour nous le deutocarpe; viennent ensuite un tritocarpe et un tétrocarpe parfaitement libres: le pemptocarpe est, avons-nous dit, soudé à la pièce scaphoïdienne.

La main de l'*unau* manquerait donc de doigt externe; mais, en revanche, ce doigt se retrouve au pied, dont le tarse a d'ailleurs la conformation à peu près normale; le pemptotarse (3e *cunéiforme*) étant facile à reconnaître dans la pièce qui surmonte le rudiment du gros orteil.

Edentés ordinaires. — Tous les édentés ordinaires, à part quelques *tatous* et les *fourmiliers*, ont cinq doigts à chacune de leurs extrémités.

Leurs mains et leurs pieds, quelquefois très-curieux sous le rapport de la forme, n'ont donc rien de très-particulier au point de vue des éléments qui le composent. Le pemptotarsien est parfaitement distinct chez le *Myrmecophaga jubata* ou *tamanoir*, et chez le *M. didactyla*, qui, bien que muni seulement de deux doigts aux extrémités antérieures, et de quatre aux postérieures, présente néanmoins le nombre des os carpiens ou tarsiens qu'on retrouve partout.

Monotrèmes. — Chez les monotrèmes, tous les os du carpe sont parfaitement reconnaissables. Dans la main de l'*échidné* et de l'*ornithorynque*, les seuls animaux qui fassent partie de cette tribu, l'*os interne* ou pemptocarpien est séparé du tétrocarpien ou *scaphoïde*, qui, en revanche, s'est réuni avec le tritocarpien (*semi-lunaire*). Cinq métacarpiens portent cinq doigts, dont chacun est formé de trois phalanges, sauf le pouce, qui n'en a que deux. Cette conservation du type mammifère chez des animaux qui, à tant d'autres égards, se rapprochent des reptiles, n'est pas une des particularités les moins intéressantes de leur anatomie. On sait, en effet, que la ceinture osseuse qui supporte le membre supérieur ou antérieur des monotrèmes, offre la plus grande ressemblance avec celle des SAURIENS.

Le tarse de l'*ornithorynque* peut être réellement considéré comme type. En effet, on y distingue un *calcanéum* (deutotarsien) placé au côté externe et surmonté d'une tubérosité courte et obtuse (*prototarsien*). Après lui vient le tritotarsien (*astragale*), puis le tétrotarsien (*scaphoïde*), enfin le pemptotarsien, parfaitement distinct du précédent. Tous ces os sont placés sur une ligne parallele à ceux de la deuxième rangée, qui se compose également de cinq os, savoir : 1° un prototarse tout-à-fait isolé et supportant le premier doigt; 2° un deutotarse (*cuboïde*) spécialement affecté au deuxième orteil; 3° enfin, les trois *cunéiformes* (trito, tétro et pemptotarse), correspondant chacun à l'un des doigts internes. Chez l'*échidné*, le *calcanéum* est dirigé en avant et en dedans, et se trouve placé presque sur la même ligne que les orteils. Le *cuboïde* n'est pas divisé en deux, ou plutôt le prototarse n'est pas libre comme chez l'*ornithorynque*.

Les orteils, le pouce excepté, sont composés de trois phalanges bien visibles, comme chez les autres mammifères.

MARSUPIAUX.

Parmi les animaux qui composent ce groupe intéressant, les uns sont fouisseurs (*wombat*); d'autres grimpeurs (*koala*); d'autres sauteurs (*kanguroo*); d'autres enfin peuvent se soutenir quelques instants dans l'air au moyen de la peau des flancs plus ou moins étendue entre les jambes (*phalangers volants*). Malgré des habitudes si diverses, ils ont tous, à quelques modifications près, toujours en rapport avec ces habitudes, la main et le pied parfaitement réductibles au type normal. Chez le *wombat*, par exemple, le carpe est formé de dix os, cinq pour chaque rangée, en mettant toutefois dans la première le petit os (pemptocarpien), articulé avec le *trapèze* (pemptocarpe), que R. Owen regarde à tort, selon nous, comme un sésamoïde. Chez ce même animal, la correspondance entre la main et le pied est même aussi complète que possible.

Les cinq os métacarpiens sont épais et courts, surtout le plus externe. Le pouce n'a que deux phalanges; les autres doigts en ont trois.

Chez les *pérameles*, dont la main présente un pouce et un doigt externe atrophiés, on trouve néanmoins, à la deuxième rangee du carpe, les cinq os qui indiquent toujours l'existence des cinq doigts correspondants.

L'étude du pied des marsupiaux confirme aussi la loi que nous avons posée.

Un os distinct, situé en arrière du *cuboïde* (deutotarse), est évidemment notre prototarse, devenu libre. Les autres genres offrent peu de différence dans la structure de leurs tarses respectifs. Mais à partir des *petaurus*, on voit le pied subir une modification remarquable et tout exceptionnelle, en ce que les 3e et 4e doigts sont beaucoup plus petits et plus grêles que les deux doigts externes. La réduction de ces mêmes orteils est encore plus marquée chez les *phalangers ordinaires*, qui ont le 3e et le 4e orteils réunis par la peau jusqu'à la phalange onguéale, caractère qui leur a valu le nom qu'ils portent.

Chez les marsupiaux sauteurs, la dégradation des deux doigts dont il s'agit est extrême; car ils ne sont plus représentés que par de minces filets osseux, où l'on retrouve pourtant les trois phalanges et la griffe ordinaires.

Quant au pouce, nul, dit-on, (ce que nous avons peine à croire), chez les *kanguroos*, il devient simplement rudimentaire chez les *péramèles*, où l'on y trouve toujours *une*, quelquefois même *deux* phalanges.

Ici se termine la longue série des mammifères terrestres onguiculés. Quant aux mammifères aquatiques, nous les avons vus rentrer aussi facilement dans la loi de la *pentadactylie*. Les cétacés proprement dits n'y sont points soustraits non plus. Leur main, disent Pierre et Adrien Camper, qui ont fait une étude spéciale de ces animaux, leur main « est composée de cinq doigts, comme » celle des mammifères d'un ordre supérieur (1). »

Voyons maintenant si les mammifères ongulés, et surtout ceux qu'on nomme didactyles et monodactyles, pourront être également ramenés à la loi générale.

(1) Pierre et Adrien Camper, *Observations anatomiques sur la structure intérieure de plusieurs espèces de cétacés*. Paris, 1820, in-4°, page 141.

MAMMIFÈRES ONGULÉS.

RUMINANTS.

Nous voici enfin arrivés aux mammifères ongulés, à ceux qui nous offriront le plus de difficultés pour la solution du problème que nous nous sommes posé. Quelque grandes qu'elles soient, ces difficultés ne sont pourtant pas insolubles. On peut même dire que, relativement au système digital des ruminants, la question a été presque entièrement résolue par le génie d'Et. Geoffroy Saint-Hilaire. En effet, dans un savant *Mémoire* inséré parmi ceux du Muséum d'histoire naturelle, tom. x, p. 173 et suiv., cet anatomiste philosophe a prouvé, comme Fougeroux, d'ailleurs, l'avait fait avant lui (1), que l'os désigné par les vétérinaires sous le nom bizarre de *canon*, est réellement formé de deux métacarpiens ou métatarsiens primitivement distincts, mais bientôt réunis par les progrès de l'ossification.

Le *Hyœmoschus* (Gray), qui vit en Afrique, a même ses deux métacarpiens principaux toujours complètement libres, c'est-à-dire, non réunis en canon, comme chez les autres ruminants. Son métatarsien principal ressemble à celui des *Pécaris*, les deux os qui le composent étant simplement soudés par approche et non confondus en un seul. Cette même structure se retrouve chez le *Dicrocerus crassus* (Lartet), qui, d'après M. Pomel, ne serait pas un cerf, mais bien une espèce fossile du genre *hyœmoschus*, à laquelle il a donné le nom de *H. Larteti* (2).

E. Geoffroy Saint-Hilaire a prouvé, en outre, que les termes de pieds marcheurs à deux doigts (Illiger.) *pedes bisulci*, *bisulques*, *didactyles*, appliqués aux ruminants, ne leur conviennent qu'autant qu'on s'en tient à des apparences ; mais ce célèbre naturaliste a confessé son embarras lorsqu'il s'est agi de trouver chez eux le 5e doigt, et il n'a nullement cherché à ramener au type normal le carpe et le tarse de ces mêmes animaux.

Nous allons tâcher de combler ces lacunes, en nous aidant des

(1) Voy. les *Mémoires de l'ancienne Académie des Sciences*, année 1772, pag. 62.

(2) Voy. *Comptes-rendus de l'Institut*, juillet, 1851, pag. 17.

nouvelles données que nous a fournies notre observation personnelle.

Destinés à servir de colonnes de soutien, et non d'organes de préhension ou de locomotion très-active, la main et le pied des ruminants offrent dans leur partie carpienne et tarsienne un grand nombre de soudures qui ne s'observent point chez les animaux dont les extrémités sont propres à des usages tout différents. Ainsi, à la rangée supérieure du carpe, nous trouvons une soudure entre le pemptocarpien et le tétrocarpien (*scaphoïde*); à la rangée inférieure, nous en voyons une entre le protocarpe et le deutocarpe (*os crochu*), entre le tritocarpe (*grand os*) et le tétrocarpe (*trapézoïde*), entre le tétrocarpe et le pemptocarpe (*trapèze*); en tout quatre soudures.

Chez le chameau seul, le tritocarpe (*grand os*) et le tétrocarpe (*trapézoïde*) sont distincts.

De ce que chez les prétendus *bisulques* nous retrouvons au carpe les éléments essentiels à sa composition, nous devons conclure que le nombre des doigts est en rapport avec celui des os carpiens. Un examen attentif confirme pleinement cette conjecture.

En effet, outre le *canon* qui équivaut, comme nous l'avons déjà dit, à deux métacarpiens et qui supporte les deux seuls doigts bien apparents chez le *bœuf*, le *mouton*, la *chèvre*, et la plupart des ruminants (1), on trouve chez les *chevrotains*, sur les parties latéra-

(1) Non-seulement les deux métacarpiens et les deux métatarsiens principaux sont ordinairement soudés entre eux chez les ruminants, quelquefois i en est de même des phalanges correspondantes à chacun de ces os, et ces phalanges sont logées dans un sabot unique et commun à toutes. Ainsi, l'un des jeunes professeurs les plus distingués de l'Allemagne, le Dr Leuckart, de Giessen, nous a dit avoir vu et disséqué un veau complètement monodactyle, du moins en apparence. En effet, outre le grand doigt médian, ici tout-à-fait semblable à celui du cheval, on apercevait encore deux onglons, indices du premier et du quatrième doigt. Les soudures des deux canons entre eux et des phalanges entre elles étaient très-manifestes.

D'après le Dr Gérard, ces sortes de soudures iraient encore plus loin chez les porcs domestiques. En Suède et en Hongrie, on trouve des porcs solipèdes; par contre, ceux de Cubagua ont quelquefois leurs sabots divisés en cinq parties. — (Voy. dans le *Dictionnaire universel d'Histoire naturelle*, de M. Ch. d'Orbigny, article Espèce, p. 436.)

les de cet os double, non pas de simples stylets, mais bien de vrais métacarpiens qui vont s'articuler avec de véritables doigts latéraux, improprement désignés sous le nom d'*ergots*.

Au dire de E. Geoffroy Saint-Hilaire, chez le *moschus moschiferus*, ces doigts ont assez de longueur pour toucher le sol dans certaines évolutions de l'animal. Des dispositions analogues se rencontrent dans le *renne*, le *chevreuil* et le *cerf de Virginie*.

Chez le *bœuf*, le métacarpien du premier doigt est long de 3 à 4 centimètres ; il ne s'articule pas avec le carpe, mais bien sur le côté de l'extrémité supérieure du deuxième métacarpien.

Les phalanges de ce doigt sont réduites à la troisième, qui est petite, et quelquefois à un rudiment de deuxième. La troisième porte toujours un onglon qui fait saillie en arrière de la grande jointure métacarpo-phalangienne.

Moins développé que le premier, le quatrième métacarpien est styloïde, long d'environ 1 centimètre et demi, ordinairement noyé dans du tissu fibreux, quelquefois soudé en haut et sur le côté du troisième métacarpien. Celui-ci, soudé comme à l'ordinaire avec le deuxième, porte, comme ce dernier, un des deux doigts parfaits.

Dans le *mouton*, le métacarpien du premier doigt est mince, allongé, styloïde, et du volume d'une grosse épingle. Celui du quatrième doigt est plus faible encore ; il est ordinairement soudé au troisième métacarpien, ou bien il reste à l'état fibreux.

Quant au cinquième doigt des ruminants, il est toujours très-rudimentaire, surtout aux membres postérieurs. Cependant sa présence nous paraît indiquée sur la peau par un bouquet de poils ou un épi situé en dedans du carpe, plus souvent un peu au-dessus qu'au-dessous. La face interne de cette portion de peau, un peu épaissie, reçoit des vaisseaux et des nerfs qui lui sont propres. Enfin, le *chamois* porte quelquefois, en dedans de la grande jointure métacarpo-phalangienne, une petite plaque cornée, rugueuse et noirâtre, analogue à la châtaigne du cheval, sinon par sa position, du moins par sa signification et son aspect extérieur.

Ici encore les os du tarse offrent avec ceux du carpe la plus étroite analogie. Ainsi, l'on reconnaît aisément le pemptotarsien qui s'est soudé au tétrotarsien (*scaphoïde*). Il forme en arrière un gros renflement rugueux, analogue à l'apophyse du porc.

Le prototarse est soudé au deutotarse (*cuboïde*) ; mais il offre une facette inférieure pour le premier métatarsien, qui, styloïde et soudé au deuxième, est du reste disposé comme le métacarpien correspondant.

On sait que chez la plupart des ruminants le deutotarse (*cuboïde*) s'unit au tétrotarsien (*scaphoïde*) : dans le *chameau*, ces deux os restent distincts.

Le tétrotarse (*deuxième cunéiforme*) est simplement rudimentaire chez le *bœuf*, la *chèvre* et le *mouton*.

Enfin, le pemptotarse ou *troisième cunéiforme* se joint au tétrotarse. Il s'articule en bas avec le troisième métatarsien, et, par une petite facette oblique tournée en arrière, avec le rudiment du quatrième. Bien visible dans le *bœuf*, il l'est beaucoup moins dans les autres ruminants domestiques.

Chez la *girafe*, les *trois os cunéiformes* sont soudés entre eux, ainsi qu'avec la pièce *scaphoïdo-cuboïdienne*, ce qui réduit le tarse à trois pièces.

Quant au métatarse, il ne diffère guère du métacarpe qu'en ce que le premier métatarsien, toujours très-rudimentaire, est soudé au deuxième. Le quatrième est représenté, au moins chez le *bœuf*, par une pièce lenticulaire, articulée avec le troisième métatarsien.

Les doigts ne donnent lieu à aucune considération qui doive nous arrêter.

PACHYDERMES.

Cuvier a rangé dans cet ordre, assez peu naturel, des animaux à 5, à 4, à 3, à 2 et à 1 doigt.

Aux premiers se rapporte le seul genre des *éléphants*, qui ne saurait nous offrir aucune difficulté. Son carpe renferme, au dire de tous les anatomistes, huit os comme le carpe humain. Or, pour nous, ces huit os équivalent à dix, et nous croyons l'avoir prouvé. Nous nous exposerions à répéter ce qui est généralement connu, si nous disions encore que, malgré l'apparence contraire, l'éléphant des Indes et l'éléphant d'Afrique ont réellement cinq doigts à tous les pieds. Personne, d'ailleurs, ne le conteste aujourd'hui.

Pour ramener à la loi générale les *hippopotames* et les *cochons*, dits *tétradactyles*, il nous suffira de rappeler que leur carpe est composé de huit os (dix pour nous), et qu'ils possèdent ordinairement un osselet qui représente le pouce, mais qui manque, le plus souvent, dans les squelettes artificiels. Du reste, ce pouce se développe quelquefois, ainsi que nous l'avons fait voir, cette année même, à l'Académie des sciences de Toulouse (1).

Le tarse de ces divers animaux se laisse aussi ramener très-facilement à la loi que nous voulons établir. Pour le *porc*, par exemple, le pemptotarsien est gros, irrégulier, soudé en dedans et en arrière avec le tétrotarsien (*scaphoïde*), dont il dépasse le niveau supérieur, pour s'articuler avec l'astragale. Chez ce même animal, le prototarse est parfaitement reconnaissable. Le pemptotarse (3e *cunéiforme*) est allongé, irrégulier. Il offre une facette particulière pour le 4e métatarsien, et un petit prolongement en arrière et en bas, représentant le rudiment du pouce.

Les doigts proprement dits des pachydermes, dont nous nous sommes occupés jusqu'à présent, sont trop connus pour que nous croyions devoir insister sur ce point.

Nous rappellerons cependant la disposition particulière du métacarpe et du métatarse chez les *pecaris*, genre voisin du *cochon*. On sait que leurs deux os métacarpiens et métatarsiens principaux sont soudés en une espèce de canon, comme chez les ruminants, « avec lesquels, dit Cuvier, leur estomac, divisé en » plusieurs poches, leur donne un rapport marqué (2). »

Quant aux rhinocéros, qui, d'après le même auteur, n'ont que trois doigts complets à tous les pieds, s'il fallait en croire Rymer-Jones (3), ils manqueraient de *trapèze* (pemptocarpe, et leur

(1) Nous avons également montré à MM. Lartet et Laurillard ce *retour au type* offert par le cochon.

(2) Cuvier. *Règne animal*, tom. 1, pag. 248.

(3) In the rhinoceros, wich has but three toes, the *trapezoïd*, the *os magnum* and the *unciform bone* each support a single metacarpal bone. The trapezium is totally wanting, but there are two supernumerary pieces in connection with the scaphoïde and unciforme. (*Cycloœpdia of anatom. and Physiol.* art. PACHYDERMATA, pag. 863.)

trapézoïde (tétrocarpe), *leur grand os* (tritocarpe) et leur *os crochu* (deutocarpe) ne porteraient chacun qu'un seul métacarpien.

Cuvier et de Blainville assurent, au contraire, que le trapèze existe, qu'il est très-petit, et soudé au cinquième doigt devenu lui-même tout-à-fait rudimentaire ; ils reconnaissent, en outre, un rudiment de premier doigt.

Quoi qu'il en soit, et ceci est un fait digne de toute notre attention, M. E. Lartet a découvert à Sansan un rhinocéros qui avait quatre doigts bien visibles aux pieds antérieurs (1). Il est probable que les rudiments du pouce ont échappé à cet habile et infatigable paléontologiste.

Il n'existe pas aujourd'hui un seul pachyderme à deux doigts. Mais, parmi les genres éteints que Cuvier a rapportés à l'ordre dont nous nous occupons, nous trouvons le genre *anoplotherium*, qui, d'après l'illustre auteur des *Recherches sur les ossements fossiles*, aurait eu « des pieds terminés par deux grands doigts, » comme chez les ruminants, avec cette différence cependant » que les os du métacarpe et du métatarse restaient toujours sé- » parés sans se souder jamais en *canon.* » Mais Cuvier avoue lui-même que cet animal avait trois autres doigts réduits à l'état de vestiges (2). Donc, il était *pentadactyle*, et rentrait ainsi dans la loi générale. La composition du carpe de l'*anoplotherium*, si parfaitement semblable à celle que nous avons décrite jusqu'à présent, nous amène à la même conclusion.

ÉQUIDÉS OU SOLIPÈDES.

Improprement nommés Monodactyles (3).

Depuis Aristote jusqu'à nos jours, le cheval et ses congénères ont été généralement considérés comme *monodactyles*. Cependant,

(1) Ed. Lartet. *Notice sur la colline de Sansan.* Rhinoceros tetradactylus, pag. 28.

(2) Cuvier. *Recherches sur les ossements fossiles*, tom. III, pag. 127. Paris, 1822.

(3) Nous substituons à l'ancienne et défectueuse dénomination de *Monodactyles* celle d'EQUIDÆ, établie par le prince Ch.-Lucien-Bonaparte dans son *Conspectus systematis mastozoologiæ.* — Edition de 1850.

Quant au terme de *solipèdes*, il peut être conservé, en admettant toutefois s'il faut en croire Valère-Maxime, le fameux Bucéphale était polydactyle, et cette anomalie fut même regardée comme le présage de la grandeur future de son maître Alexandre. Nous ne parlerons pas d'*Aldrovande*, qui, dans son *Histoire*, a cité un *equus octopedibus*, chez lequel le doigt interne est bien développé. Mais nous ne saurions passer sous silence les deux cas de polydactylie observés chez le cheval, l'un à Lyon, l'autre à Alfort, par E. Geoffroy Saint-Hilaire (1), parce que ces faits de monstruosité, mieux constatés que tous les autres, et savamment interprétés par l'auteur de la *Philosophie anatomique*, auraient pu mettre les anatomistes snr la voie de la vérité, et les engager à redresser une erreur qui s'est perpétuée jusqu'à nos jours (2). Et cependant Daubenton lui-même avait entrevu cette vérité cachée à tous les yeux; et, d'après les remarques ingénieuses de son zélé collaborateur, Buffon avait osé écrire : *Le pied du cheval, en apparence si différent de la main de l'homme, est cependant composé des mêmes os* (3). En effet, dans la description anatomique qu'il a donnée de ce beau quadrupède (4), Daubenton compare d'abord le carpe du cheval à celui de l'homme; mais, ne trouvant que sept os au premier, il pense qu'il y a eu soudure entre le tritocarpe (*grand os*) et le tétrocarpe (*trapézoïde*), tandis que, en réalité, c'est le tétrocarpe qui s'est uni et confondu avec le pemptocarpe (*trapèze*).

Arrivé au canon, Daubenton s'efforce de prouver qu'il tient lieu des trois os médians du métacarpe humain, et il compare, avec raison, l'*épine* ou *stylet* externe au premier métacarpien; à tort l'épine interne au cinquième. Quant aux phalanges, qu'il

qu'il vient non de *solus pes*, mais de *solidus pes*, et que, par conséquent, le mot de *solipèdes* (contraction de *solidipèdes*) est pris par opposition à celui de *fissipèdes*.

(1) Voy. *Annal. des Sciences naturel.*, tom. XI, pag. 224, 1re série.

(2) Nous venons d'observer un nouveau cas de polydactylie chez un mulet né à l'Ecole impériale vétérinaire de Toulouse. Nous nous proposons de le décrire incessamment.

(3) Buffon. *Histoire naturelle de l'âne*, tom. IV, pag. 380. Edition de l'imprimerie royale, 1753.

(4) Daubenton. *Description du cheval*, même ouvrage, tom. IV, pag. 360 et suivantes.

considère comme appartenant à un seul et même doigt, et qu'il continue à désigner sous les noms étranges de *paturon*, de *coronaire* et de *petit-pied*, il est évident que Daubenton se trompe, surtout lorsque, se fondant sur la forme en fer à cheval de la troisième phalange, il assimile cette troisième phalange à la phalange correspondante des doigts de l'homme (1). Après les comparaisons, toujours ingénieuses, quelquefois justes, que nous venons d'indiquer, on est surpris de voir Daubenton terminer ainsi qu'il suit sa description anatomique : « Nous avons fait voir, » dit-il, que les os des canons et leurs épines semblaient repré- » senter les cinq os du métacarpe et du métatarse de l'homme ; » mais le cheval et tous les solipèdes sont absolument différents » des autres animaux par le nombre des doigts ; le cheval n'en a » qu'un à chaque pied ; ce caractère est constant, sans aucune » variation, et évident au premier coup-d'œil. C'est, par consé- » quent, le meilleur que l'on puisse employer dans les divisions » méthodiques ; aussi n'a-t-il pas échappé à Aristote, qui, quoi- » que opposé aux divisions détaillées des animaux en différents » genres, n'a pu se refuser de désigner les principaux genres de » quadrupèdes, par les caractères de *solipèdes*, *pieds fourchus* et » *fissipèdes* (2). »

Comme Daubenton, la plupart des vétérinaires, de Garsault, de la Guérinière, Lafosse, Delabère-Blaine, Rigot, admettent sept os dans le carpe du cheval. Girard en compte six ou sept, sans attacher, comme on voit, une grande importance à la structure de cette partie. Bourgelat en indique neuf, parce qu'il fait entrer en ligne de compte deux petits os supplémentaires hors rang, qu'on pourrait, dit-il, appeler *pisiformes* (3).

Quant aux noms donnés à ces os, de l'aveu de Delabère-Blaine, à peine y a-t-il deux auteurs qui s'accordent à cet égard ; et, ce

(1) « Voilà, dit-il, un indice de plus pour le rapport de l'os du petit- » pied du cheval avec celui de la 3e phalange des doigts (de l'homme). » *Loc. cit.*, pag. 365.

(2) *Loc. cit.*, pag. 367.

(3) D'après Girard et Rigot, l'existence de ces petits os n'est pas constante ; quelquefois on n'en trouve qu'un seul. Aussi pensons-nous, avec Rigot, qu'ils n'ont pas d'autre valeur que celle d'*os sésamoïdes*.

que Delabère-Blaine écrivait, en 1803, est encore parfaitement vrai de nos jours.

Etudié au point de vue qui nous occupe, le carpe des *équidés* se compose des dix os que nous avons comptés dans la main archétype. Seulement, il faut admettre, ce qui est d'ailleurs facile à démontrer sur les pièces anatomiques, que l'os interne de la première rangée (pemptocarpien) s'est soudé avec le tétrocarpien (*scaphoïde*); que l'os externe de la seconde rangée (protocarpe) s'est soudé avec le deutocarpe (*os crochu*), et que pareille soudure a eu lieu entre le pemptocarpe (*trapèze*) et le tétrocarpe (*trapézoïde*).

Le premier et le quatrième métacarpien, vulgairement désignés sous le nom de *stylets*, sont bien moins développés que le deuxième et le troisième, puisqu'ils n'atteignent pas les trois quarts de la longueur de ces derniers. Tous deux sont taillés à trois pans comme dans le porc, et ils affectent la forme d'une pyramide dont la base, tournée en haut, augmente la solidité de la région, en élargissant les surfaces articulaires du métacarpe avec le carpe. Ils sont unis d'une manière très-serrée aux autres métacarpiens, avec lesquels il n'est pas rare de les voir soudés. Mais à leur partie inférieure, dans une étendue de 3 à 4 centimètres, ils se détachent et se portent un peu en dehors. L'extrémité inférieure proprement dite est parfaitement représentée par un petit renflement, dit *bouton*, qui forme épiphyse dans le jeune âge, de même que l'extrémité correspondante de tout métacarpien entièrement développé.

Chez le cheval, avons-nous dit, comme chez les ruminants, le métacarpien principal représente le deuxième et le troisième os du métacarpe; mais la fusion en une seule colonne est plus complète que chez les prétendus *bisulques*, afin de constituer un pilier assez puissant pour résister au poids du corps, déjà si considérable, et encore augmenté par l'énergie et la rapidité des allures. Si l'on vient à scier cette colonne suivant sa longueur, on obtient deux moitiés prismatiques comme les deux métacarpiens correspondants, réunis dans le *bœuf* et séparés chez le *porc*.

A l'extrémité supérieure ou carpienne, la surface articulaire est essentiellement configurée comme l'extrémité correspondante des deuxième et troisième métacarpiens du *chien*, du *porc* et du *bœuf*. Une arête antéro-postérieure la divise en deux plans : l'un, externe, répond au deutocarpe (*os crochu*) qui sert de base au deuxieme doigt ; l'autre, interne, plus large, s'articule au tritocarpe (*grand os*), qui est propre au troisième doigt.

En outre, sur le contour antérieur de la portion osseuse qui représente le troisième metacarpien, on voit, en haut, la surface rugueuse servant d'insertion à l'extenseur antérieur du métacarpe, exactement comme sur le troisième métacarpien du *porc* et des *ruminants*. Pour plus de solidité, sous un moindre volume, la double colonne réunit ses deux extrémités inférieures en une seule. Cette surface articulaire phalangienne est doublement condyloïde, comme l'extrémité inférieure de tout métacarpien chez les quadrupèdes dont la main sert principalement à l'appui.

Les équivalents du deuxième et du troisième doigt, dans le cheval, ne sont pas démontrés seulement par l'examen de la pièce principale du métacarpe : on les reconnaît encore et surtout dans la troisième phalange.

En effet, cette phalange du cheval est demi-circulaire, comme les deux phalanges correspondantes du bœuf rapprochées l'une de l'autre, et, par suite, il y a une grande ressemblance de forme entre la *moitié* de la phalangette du cheval et une phalangette de bœuf *tout entière*. En outre, le bord inférieur de l'os présente, dans le plan médian, une échancrure qui n'est certainement pas, comme on l'a dit, *un résultat de la ferrure*, mais bien un indice de la division de cet os en deux phalanges. Plus ou moins marquée selon les sujets, cette échancrure n'est pas apparente, il est vrai, dans la jeunesse, mais elle se prononce avec l'âge (1).

Un ordre de preuves, sans doute plus significatif que la configuration extérieure, nous est encore fourni par la disposition intérieure de l'appareil vasculaire, si richement déployé dans la phalange onguéale des mammifères à sabot.

(1) Nous sommes portés à croire que le doigt médian du *Palæotherium hippoïdes* de M. Ed. Lartet, équivaut aussi à deux doigts, comme le doigt médian du cheval. (Voy. C. Rendus, *Act. Soc. nat. géol.* 1839, Blainville, *Ostéog.* art. *Palæotherium*, p. 75, pl. VII, et *Notice sur la colline de Sansan*, p. 30). Notre honorable et savant confrère partage entièrement notre avis.

Chez le *bœuf*, comme chez le *porc*, chacune des deux phalangettes reçoit deux branches artérielles, l'une externe et l'autre interne. Ces deux divisions convergentes se rencontrent et s'anastomosent dans un sinus inter-osseux. Elles fournissent, avant et après leur réunion, des rameaux intérieurs pour la substance de l'os, et des divisions extérieures, plus fortes, qui suivent des canaux divergents, et arrivent ainsi à la périphérie de la phalange, pour se distribuer à la membrane tégumentaire modifiée pour la sécrétion de l'ongle.

Il en est de même dans chacune des deux moitiés de la troisième phalange du cheval. De plus, les deux systèmes latéraux sont réunis dans le plan médian, au moyen d'une branche qu'ils s'envoient mutuellement, et qui forme, dans le sinus intra-osseux, une véritable arcade anastomotique par inosculation (1).

Sans qu'il soit nécessaire d'examiner aussi l'appareil veineux et la disposition des nerfs qui, du reste, nous donneraient des conclusions analogues, il est facile de reconnaître que la troisième phalange du cheval équivaut à deux troisièmes phalanges confondues en une seule par rapprochement latéral, puisque la même loi qui a réuni les éléments osseux, a établi une libre communication entre les appareils vasculaires compris dans chacun d'eux.

Conséquemment à ce qui précède, le grand doigt des *équidés* n'est pas simple ; il représente deux doigts qui, de même que les deux grands doigts du porc et des ruminants, correspondent au deuxième et au troisième de l'homme.

Le premier et le quatrième doigts sont évidemment représentés par les stylets métacarpiens. Reste le cinquième ou le pouce. Comme nous l'avons déjà établi, c'est celui qui se modifie le plus dans les quadrupèdes, en raison de son peu d'importance fonctionnelle.

Chez le *porc*, il peut acquérir, avons-nous dit, un développement complet, mais ordinairement il est réduit à sa pièce carpienne et à un petit stylet métacarpien. Chez les *hippotherium* (Kaup) ou chevaux de l'ancien monde, il y avait, d'après le doc-

(1) Ces détails, ainsi que toute l'organisation du pied du cheval, sont admirablement étudiés dans un savant travail, récemment publié par M. H. Bouley, professeur à l'Ecole vétérinaire d'Alfort.

teur Kaup, indépendamment du doigt principal, équivalant au deuxième et au troisième de l'homme, deux doigts latéraux pourvus de phalanges, plus un prolongement styloïde que l'auteur regarde comme un *quatrième doigt rudimentaire*, et qui pour nous est évidemment le *cinquième*; sous ce rapport, ces chevaux se rapprochaient donc des *palæotherium* (1).

Dans les chevaux proprements dits, le pouce est très-imparfait; il est cependant représenté à la surface de la peau par une excroissance cornée, visible à la face interne des membres thoraciques, un peu au-dessus du carpe, et à la face interne du tarse dans les membres pelviens. Cette petite plaque ellipsoïde, dont la valeur a été jusqu'à présent méconnue, est désignée généralement par le nom de *châtaigne*. Plus développée dans les races communes, à peau épaisse, elle est faible sur les races fines, méridionales, ainsi que sur le *mulet*.

Le niveau qu'elle occupe peut être relevé ou abaissé, etc. Ce sont là des modifications sans importance, puisqu'elles portent sur un organe devenu inutile. Et, d'un autre côté, elles ne sauraient infirmer la signification essentielle de cette particularité qui indique le pouce atrophié, et ses vestiges conservés par les productions épidermiques de la peau (2).

Enfin, malgré cet état de dégradation du pouce dans le cheval, comme dans les ruminants, la pièce carpienne correspondante à ce doigt peut être encore reconnue, bien que, comme il arrive presque toujours en pareil cas, elle soit soudée et confondue avec l'os voisin.

(1) Voici, d'après le docteur Kaup, la caractéristique du genre *hippotherium :* Pferde deren Griffelfortsætze mit Gelenken versehen sind, an welche Zehenglieder der Afterklauen sich anschlossen, und mit einem æusseren griffelfœrmigen Ansatz an den Vorderfüssen, als viertem Fingerglied, wie bei Palæotherium.

Voy. dans les Nova Acta naturæ curiosorum, tom. XVII, pag. 1, le Mémoire intitulé : *Die zwei urweltlichen pferdeartigen Thiere, welche im tertiæren Sande bei Eppelsheim gefunden werden*, etc.

(2) Chez le *chien*, on rencontre quelquefois, à la face interne du tarse, une petite portion de peau dénuée de poils, épaissie et presque cornée; cette callosité, vestige extérieur du pouce, est tout-à-fait analogue à la *châtaigne* du cheval.

De ces études nouvelles, il ressort, entre autres vérités, que l'assertion de Cuvier n'est pas fondée lorsqu'il dit : « Dans les » mammifères, le pouce disparaît le premier, puis le petit doigt, » puis l'index, et enfin l'annulaire.... et alors reste seul le *médius*, » comme dans le cheval, dont les stylets représentent *l'annulaire* » et *l'index* (1). »

Nous avons démontré, au contraire, que le doigt principal des solipèdes est réellement formé de deux doigts soudés en un seul, c'est-à-dire, du deuxième (*annulaire*) et du troisième (*médius*), et que les deux stylets équivalent, par conséquent, au premier (*auriculaire*) et au quatrième (*index*).

Quant à *l'ergot*, M. F. Lecoq (2) et M. H. Bouley (3) ont bien considéré cette partie comme un ongle rudimentaire. Mais, selon nous, l'ergot des *équidés*, unique en apparence, en vaut *deux* qui se sont rapprochés et confondus dans le plan médian, par suite de la fusion des doigts intermédiaires (2e et 3e). Il est donc parfaitement analogue aux deux ergots des ruminants, et il représente à lui seul l'extrémité inférieure des deux mêmes doigts (1er et 4e).

Telle est, en effet, la véritable signification de ce tubercule corné, situé dans le plan médian, en arrière du *boulet*, au milieu d'un bouquet de crins constituant le *fanon*. Comme la châtaigne, l'ergot et le fanon sont peu développés dans les races fines, très-marqués, au contraire, dans les races communes, à poils longs et abondants, à productions épidermoïdes épaisses.

Au reste, l'ergot du cheval, comme ceux des ruminants, repose sur un petit coussin fibro-graisseux, analogue au coussinet plantaire. En outre, il est fixé sur une lame fibreuse qui, de chaque côté, se relie par une bandelette à l'extrémité inférieure des métacarpiens ou métatarsiens rudimentaires, appartenant au 1er et au 4e doigt. De chaque côté aussi, la lame qui supporte l'ergot descend sous forme d'une bride fibreuse qui va se réunir

(1) Cuvier. *Anatomie comparée*, tom. I, pag. 534.

Nous avons déjà vu les *Kanguroos* et les *Unaus* offrir une remarquable exception à cette prétendue loi.

(2) Traité de l'extérieur du cheval et des principaux animaux domestiques, 2e édition. Lyon, 1847.

(3) Traité de l'organisation du pied du cheval. Paris, 1851.

à l'enveloppe du grand coussinet plantaire, et se fixer à la partie postérieure de la troisième phalange du 2e et du 3e doigt réunis.

Ces dispositions anatomiques prouvent bien que l'ergot du cheval est essentiellement formé de deux éléments qui représentent l'extrémité du 1er et du 4e doigt. A l'appui de ce fait, viennent encore les divisions vasculaires et nerveuses fournies à l'ergot, de chaque côté, par les branches propres aux deux grands doigts (2e et 3e) réunis en un seul.

Enfin, vers le tiers inférieur du métacarpe ou du métatarse, sur les bords de la grosse corde tendineuse appartenant au muscle fléchisseur commun ou profond des phalanges, on voit, de chaque côté, un petit faisceau musculeux, prolongé en bas par un tendon grêle qui bientôt s'aplatit et se termine en s'unissant à la lame fibreuse qui supporte l'ergot.

Plus ou moins développés, selon la taille des sujets, ces deux petits faisceaux, émanant du tendon fléchisseur commun, sont évidemment les deux branches de ce même tendon destinées, ici, comme dans l'homme, l'externe au 1er doigt, et l'interne au 4e doigt.

Ce qui a été reconnu pour le pied de devant est entièrement applicable au pied de derrière, dont le tarse seul peut nous offrir quelques difficultés.

Les anciens hippiâtres donnaient aux os du tarse les noms d'*arrest* (calcanéum), de *poulie* (astragale) et d'*os carrés*.

Lafosse fit mieux, il les nomma : *os du jarret* proprement dit, *poulie*, *grand scaphoïde*, *petit scaphoïde*, *os difforme*, et *entre-osseux*.

Bourgelat, comme les anciens, comme Lafosse, n'admet que *six os* au tarse ; il leur donne les noms de *poulie*, de *calcanéum* et d'*os plats*, au nombre de quatre.

Girard compte six à sept os tarsiens, savoir : l'*astragale*, le *calcanéum*, les *deux os plats*, et les *deux* ou *trois os irréguliers ;* le troisième étant ordinairement soudé au deuxième. Rigot est le seul qui ait eu de ces os une idée assez exacte pour les comparer aux os correspondants du tarse humain et leur en donner les noms ; mais, comme Girard, il en borne le nombre à six ou sept.

Le nombre réel de ces os, dans les *équidés*, est de dix, comme chez tous les mammifères ; mais il est masqué par les soudures qui ont lieu, 1° entre le proto et le deutotarsien (*sommet et partie antérieure du calcanéum*); 2° entre le tétrotarsien (*scaphoïde*) et le pemptotarsien; 3° entre le prototarse et le deutotarse (*cuboïde*); 4° entre le tétrotarse (2e *cunéiforme*), et le pemptotarse (3e *cunéiforme*).

Le reste comme au pied antérieur.

CONCLUSIONS.

Arrivés au terme de nos recherches, nous croyons avoir prouvé :

1° Qu'il existe réellement dix *os* au *carpe* et au *tarse* de l'homme;

2° Que ces deux régions sont la base fondamentale de la main et du pied;

3° Qu'un doigt complet est essentiellement composé de deux os carpiens ou tarsiens, d'un os métacarpien ou métatarsien et de trois phalanges;

4° Que les mammifères autres que l'homme ont aussi *le carpe et le tarse* composé de *dix os*, et *qu'ils peuvent être tous ramenés au type pentadactyle.*

Nous terminerons ce Mémoire en disant, avec E. Geoffroy Saint-Hilaire : « Et maintenant, nous ne dissimulerons point une » objection. On peut craindre qu'en recherchant, comme on vient » de le faire dans cette occasion, tous les rapports des faits par- » ticuliers, qu'en les ramenant à un seul fait général, qu'en ne » voyant enfin partout qu'un plan, on ne nuise à la marche ha- » bituelle de la science. C'est tendre à la priver, dira-t-on, de » ces intervalles entre les familles, lesquelles en donnent les » limites avec sévérité. Nous montrer la nature opérant toujours » par nuances insensibles, n'est-ce pas travailler à nous dépos- » séder de nos moyens usuels de classification? Eh quoi! je puis » répondre : avertir qu'on s'est abusé le plus souvent en annon- » çant des caractères comme rigoureux quand ils manquaient de » précision; proposer de remplacer le faux par le vrai, ce serait » desservir les sciences! Convenez, au contraire, qu'appeler

» *stylets* des os métacarpiens; *ergots*, de véritables doigts, c'est » cacher sous des noms bizarres, c'est mettre sous le rideau » tous les faits scientifiques, tous les rapports de ces éléments » organiques.

» Mais cette inquiétude que *nous* ont témoignée de bonne foi » de savants confrères ; cette crainte que nos procédés de classi- » fication en puissent souffrir quelque atteinte, reposent sur un » préjugé. Ces craintes tiennent à ce qu'on pense que le soin de » nommer et de classer les êtres, doit former le *maximum* de » nos efforts dans les sciences naturelles. Sans doute que l'on a » dû commencer par les travaux de classification, parce qu'il a » d'abord fallu inventorier, c'est-à-dire, voir avec ordre les pro- » ductions de la nature. Mais croire que la science se doive con- » tenter des perfectionnements des distributions méthodiques, ce » serait exiger que le littérateur s'en tînt à admirer le bon ordre » de ses livres sur les rayons de sa bibliothèque.

» Le littérateur qui range ses livres, et le naturaliste qui classe » ses animaux en sont au même point. L'histoire philosophique » des conceptions de l'esprit humain n'est dévoilée au premier, » comme l'histoire philosophique des phénomènes de l'organisa- » tion ne l'est au second, que si le littérateur s'est instruit du » fond des choses, ou que si le naturaliste est en même temps un » physiologiste ayant beaucoup vu et beaucoup comparé.

» Il y a par delà les travaux de classification un autre but à » atteindre ; c'est la connaissance du rapport des choses : telle » est la vraie science, la haute histoire naturelle. Tout ce qui y » prélude est de métier, n'est qu'un acheminement à ce grand et » important résultat. Les idées philosophiques formeront toujours » la véritable moisson à retirer du grand champ de la nature : » magnifique récompense des plus nobles efforts, trésor des âmes » fortes, sur quoi se fondent les progrès de la civilisation, les in- » définis perfectionnements de la raison humaine (1) ».

(1) E. Geoffroy Saint-Hilaire. *Considérations et rapports nouveaux d'anatomie comparée concernant les animaux ruminants*, Mém. du Muséum, tom. x, pag. 183 et suiv.

N. B. Quelques erreurs se sont glissées, malgré nous, dans la première édition de ce travail, inséré dans les **Mémoires de l'Académie des Sciences, Inscriptions et Belles-Lettres de Toulouse.** La nouvelle édition que nous publions aujourd'hui est destinée à rectifier ces erreurs et à faire connaître certaines observations récentes qui viennent encore à l'appui de nos idées, ainsi que les modifications que nous avons fait subir à la nomenclature des os du carpe et du tarse.

ERRATUM.

Page 15, ligne 21 :
Au lieu de : L'os externe répond au 1er doigt (*auriculaire*) ;
Lisez : L'os externe répond au 1er doigt (*petit doigt*).

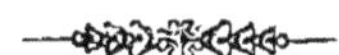

EXPLICATION DES FIGURES.

Dans toutes les figures de la planche I et de la planche II

1	désigne le	protocarpien	ou le	prototarsien.	
2	—	deuto	—	deuto	—
3	—	trito	—	trito	—
4	—	tétro	—	tétro	—
5	—	pempto	—	pempto	—

1'	désigne le	protocarpe	ou le	prototarse.	
2'	—	deuto	—	deuto	—
3'	—	trito	—	trito	—
4'	—	tétro	—	tétro	—
5'	—	pempto	—	pempto	—

---

a, b, c, d, e,	désignent	les cinq métacarpiens ou métatarsiens.
f, g, h, i, k,	—	les cinq premières phalanges des doigts ou des orteils.
l, m, n, o, p,	—	les cinq phalangines.
q, r, s, t, u,	—	les cinq phalangettes.

Les lettres ou les chiffres joints par un trait d'union — indiquent la soudure des os sur lesquels ils sont inscrits ; les lignes ponctuées, tracées sur les os, marquent la place encore apparente ou présumée des soudures.

G. N. signifie *grandeur naturelle.*

Les fractions placées à côté des figures indiquent la réduction des parties qu'elles représentent.

Le signe + indique un grossissement marqué par le chiffre qui le suit.

Toutes les parties figurées sur nos deux planches représentent les extrémités du côté droit, à l'exception de la fig. 13 de la pl. I.

PLANCHE I.

Fig. 1. Main humaine.

2. Carpe et métacarpe de la même un peu moins réduite. C. cubitus ; R. radius.
3. Pied humain.
4. Main du magot commun (*Pithecus innus*, de Blainville).
5. Main de chauve-souris (*Molossus ursinus*, Spix).
6. Pied de chauve-souris (*Vespertilio murinus*, Linné).
7. Os de la première rangée du carpe de la roussette à crinière (*Pteropus jubatus*, de Blainville).
8. Main de l'aï (*Bradypus tridactylus*, Linné).
9. Pied du même.
10. Main de l'unau (*Bradypus didactylus*, Linné).
11. Pied du même.
12. Main de l'hyène commune (*Hyæna vulgaris*, de Blainville).
13. Main gauche de lapin (*Lepus cuniculus*, Linné). On y voit les dix os du carpe bien nettement séparés (dessin original).

Les fig. 1 à 3 sont empruntées au *Traité d'Anatomie descriptive* de Sappey, fig. 36, 37 et 45.

Les fig. 4 à 12 ont été copiées sur les planches de l'*Ostéographie comparée* de Blainville.

PLANCHE II.

Fig. 1. Tarse et métatarse de l'ornithorhynque (*Ornithorhynchus paradoxus*, Blumenbach).

2. Main du phoque à ventre blanc (*Phoca monachus*, Hermann).
3. Pied du même.

Les trois figures précédentes sont empruntées à Cuvier, *Recherches sur les Ossements fossiles*.

Fig. 4. Main de pécari (*Dicotyles torquatus*, Cuvier).

5. Pied du même. On y voit très-bien la soudure incomplète des deux métatarsiens principaux.

6. Quatrième et cinquième métacarpien d'un cochon pentadactyle, avec les doigts correspondants (dessin original).

7. Main de chevrotain aquatique (*Moschus aquaticus*, Ogilby).

8. Pied du même. Chez ce ruminant, découvert il y a quelques années dans les montagnes de Sierra-Leone, le canon est partagé en deux os bien distincts, soit à la main, soit au pied.

Fig. 9. Pied du renne (*Cervus tarundus*, Linné); d'après E. Geoffroy Saint-Hilaire, Mém. cité. On voit en x et y les espèces de rainures destinées à loger en partie la portion supérieure des métacarpiens latéraux, ici non représentés. Ces métacarpiens s'unissent par un cartilage à leur portion inférieure dactylifère.

10. Un des stylets ou métacarpiens latéraux d'une gazelle (*Antilope dorcas*, Linné).

11. Les deux métacarpiens principaux d'un embryon de bœuf. Ils ne sont point soudés.

12. Un de ces métacarpiens isolé de son congénère pour faire voir la surface d'articulation *a*.

13. Main du bœuf (*Bos taurus*, Linné); dessin original. Nous avons avec intention disloqué les os du carpe, afin d'en faire mieux saisir l'ensemble.

14. Un des onglons du bœuf.

15. Main du cheval (*Equus caballus*, Linné); d'après Cuvier.

16. Protocarpien du même (dessin original).

17. Pied du même; d'après Cuvier.

18. Tétro et pemptocarpe (2e et 3e cunéiformes) du même, représentés en dessus et par leur face interne, afin de faire voir l'échancrure profonde *z* qui indique encore la séparation primitive de ces deux os (dessin original).

PL. I.

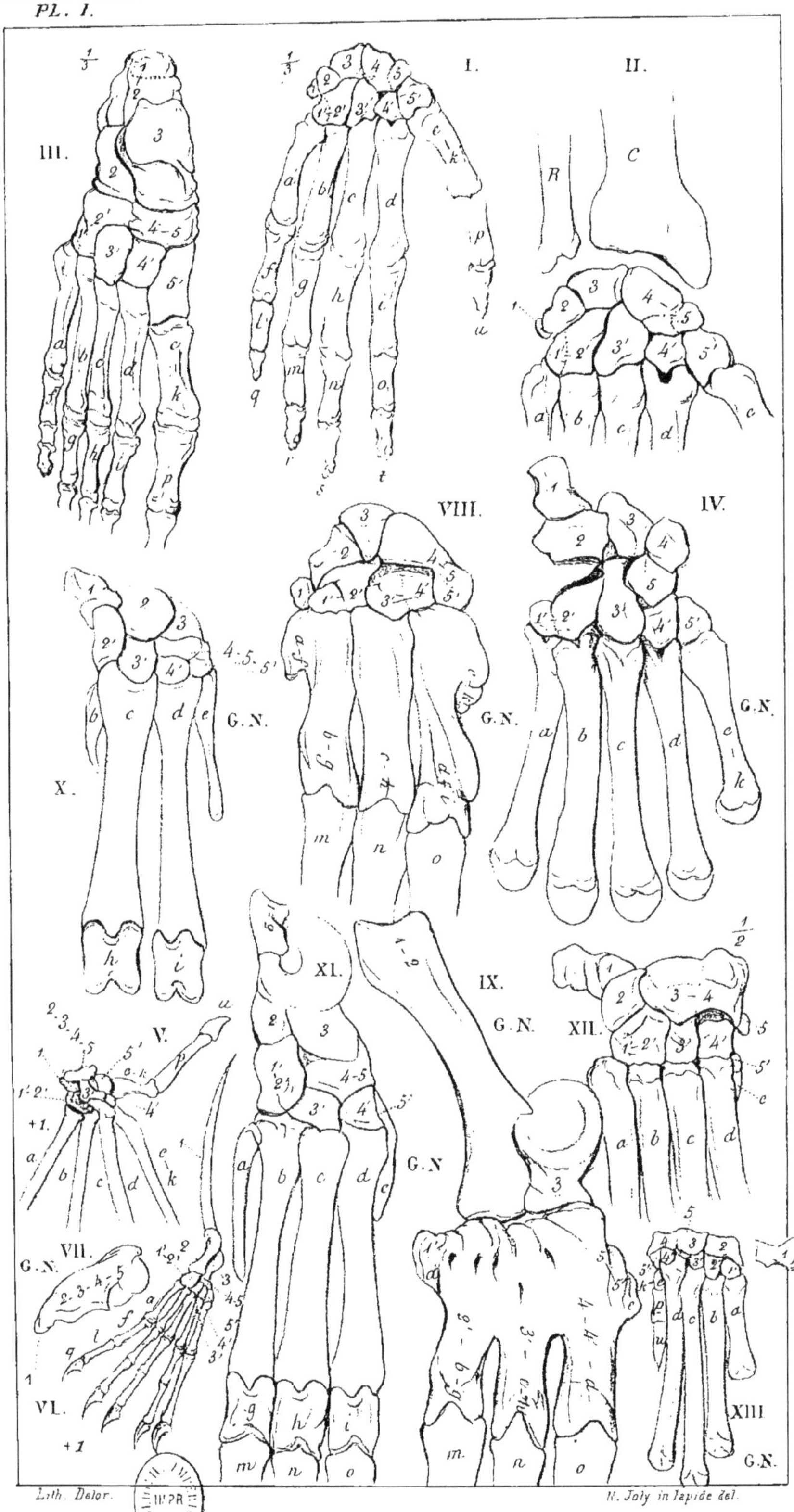

Lith. Delor. N. Joly in lapide del.

MAINS ET PIEDS DE MAMMIFÈRES.

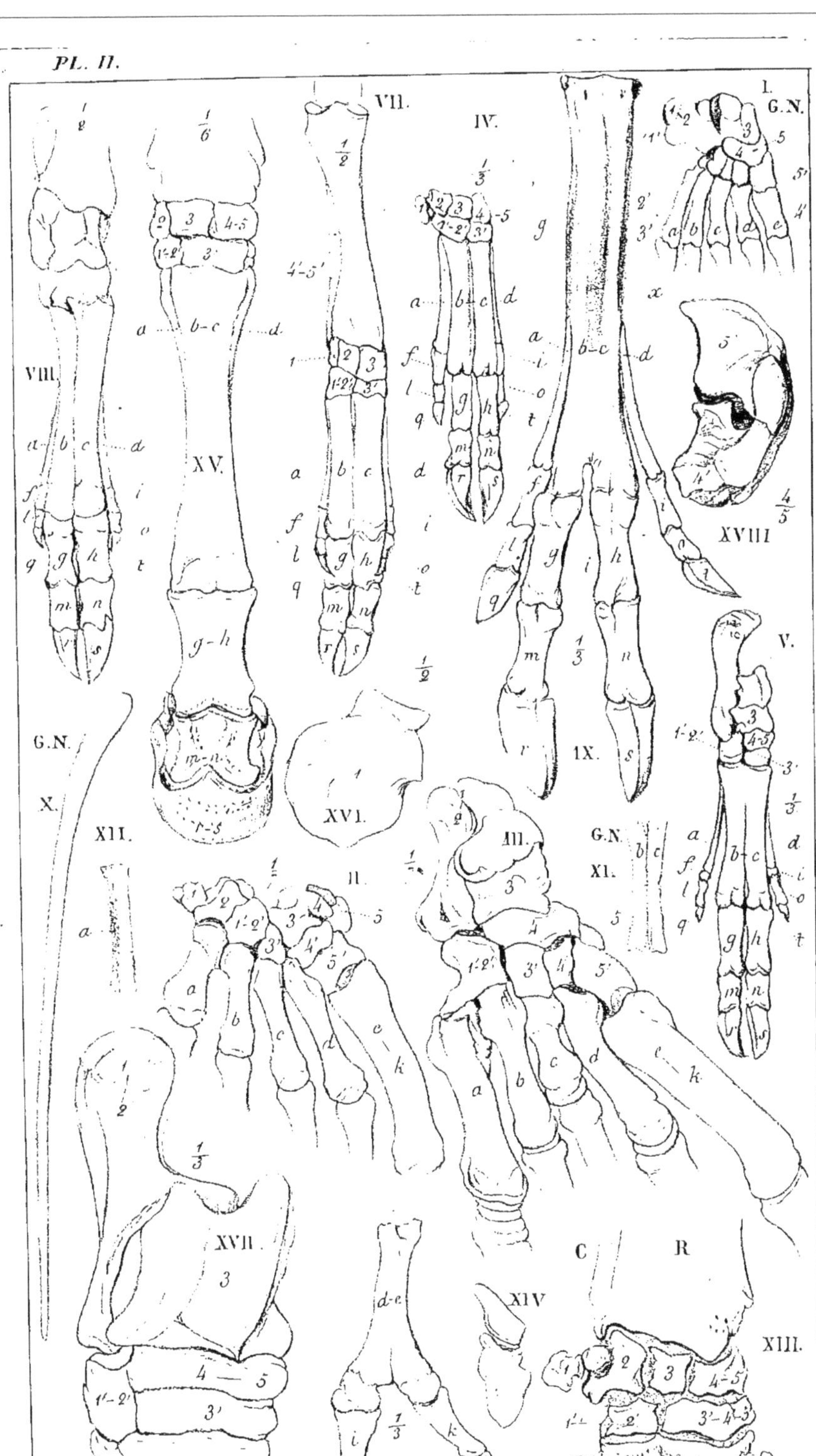

Lith. Delor.

N. Joly in lapide del.

MAINS ET PIEDS DE MAMMIFÈRES.

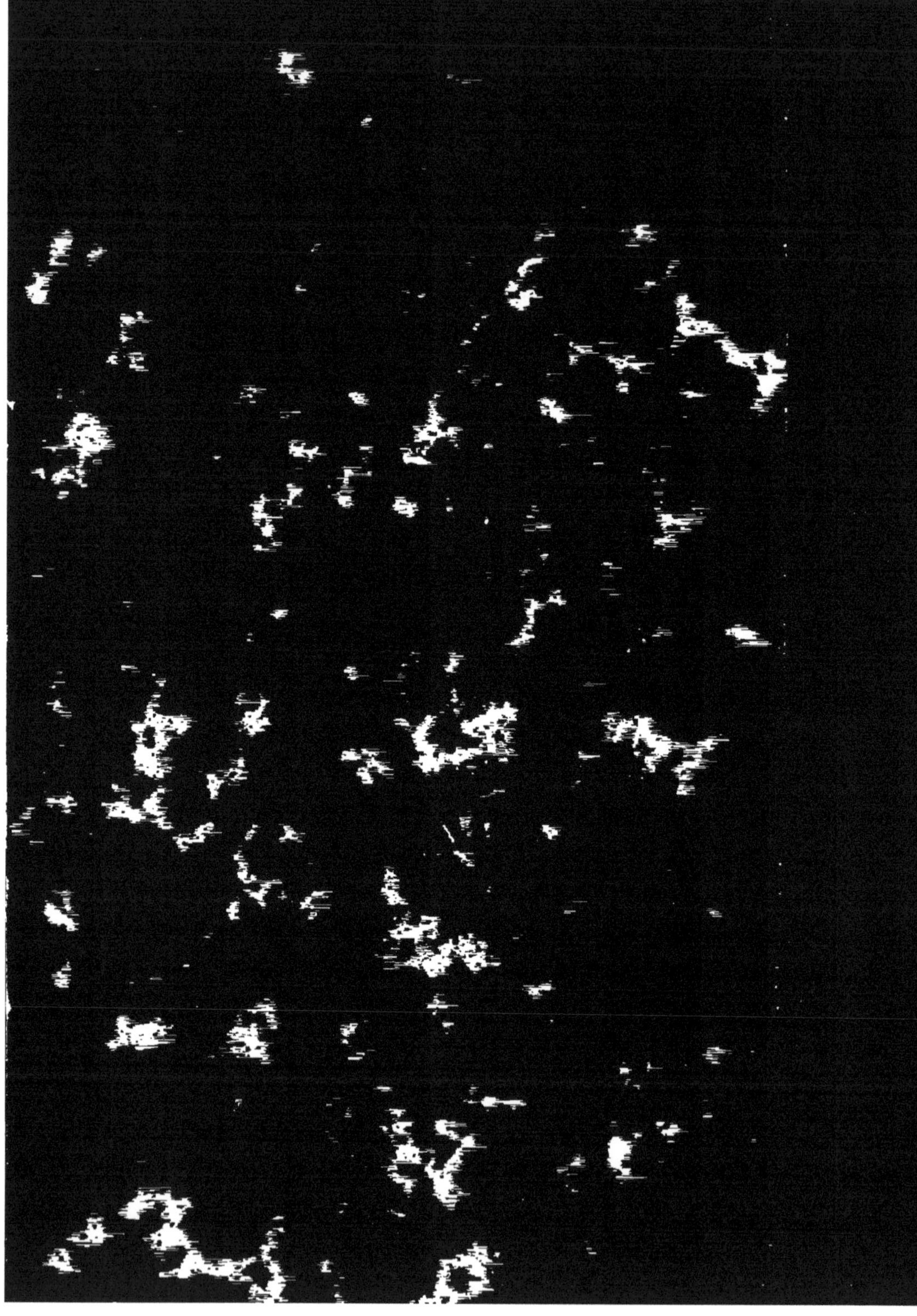

www.ingramcontent.com/pod-product-compliance
Ingram Content Group UK Ltd.
Pitfield, Milton Keynes, MK11 3LW, UK
UKHW012105240726
13965UKWH00004B/1555